DR A. CEVIDALLI

PROFESSEUR DE MÉDECINE LÉGALE A L'UNIVERSITÉ DE PARME

ASPHYXIES

ET

GAZ ASPHYXIANTS

MOYENS D'Y REMÉDIER

(TRADUIT DE L'ITALIEN)

« En face de ce qu'il ignore, même à un vaillant il peut arriver d'être saisi par la crainte, mais jamais en face d'une chose analysée et connue. »

PRIX : **2** FR. **50**

PARIS

H. DUNOD ET E. PINAT, EDITEURS

47 ET 49, QUAI DES GRANDS-AUGUSTINS

1916

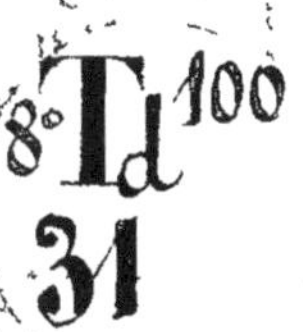

ASPHYXIES

ET

GAZ ASPHYXIANTS

DR A. CEVIDALLI

PROFESSEUR DE MÉDECINE LÉGALE A L'UNIVERSITÉ DE PARME

ASPHYXIES

ET

GAZ ASPHYXIANTS

MOYENS D'Y REMÉDIER

(TRADUIT DE L'ITALIEN)

« En face de ce qu'il ignore, même à un vaillant il peut arriver d'être saisi par la crainte, mais jamais en face d'une chose analysée et connue. »

PARIS

H. DUNOD ET E. PINAT, ÉDITEURS

47 ET 49, QUAI DES GRANDS-AUGUSTINS

1916

A M. LE PROFESSEUR LORENZO BORRI

Florence

Il y a déjà trois ans vous avez eu l'obligeance de me dédier les *Istituzioni di Medicina Giuridica*, avec la devise « pour la droiture de la ligne ».

J'espère que mon ouvrage, même dans sa ténuité, vous semblera « en ligne »; et je vous le donne, non pas en échange, mais comme l'expression de ma reconnaissance.

Votre dévoué,
A. Cevidalli.

Parme, le 24 juillet 1915.

« En face de ce qu'il ignore, même
à un vaillant il peut arriver d'être saisi
par la crainte; mais jamais en face
d'une chose analysée et connue. »

I

Introduction. — Dans quelques régions d'Italie on connaît cet adage : l'air est plus nécessaire que le pain.

Il serait impossible d'affirmer d'une manière plus formelle l'importance de l'air pour la vie humaine, et la science ne peut que s'emparer de cet adage populaire.

La respiration est une des plus importantes fonctions du corps humain ; on peut même dire qu'elle et la circulation du sang sont les deux fondamentales, sans lesquelles toutes les autres viennent nécessairement à manquer.

On comprend facilement comment la respiration occupe la première place dans la hiérarchie des fonctions organiques, si l'on considère que la circulation a principalement le but de pourvoir, avec la nutrition des tissus, à leur intime respiration, en distribuant partout l'oxygène pris de l'extérieur au moyen de la respiration.

Nous savons parfaitement par l'anatomie comparée que, s'il existe des animaux sans cerveau et sans cœur, au contraire il n'en existe pas un seul qui puisse vivre sans respirer.

On comprend donc très bien comme dans les guerres modernes, dans lesquelles on a pensé à tous les moyens de nuire à l'ennemi, on ait cherché la manière d'offenser une fonction si importante du corps humain.

Et puisque l'on a déjà commencé à utiliser ces moyens contre nous, nous écrivons ces pages qui s'occupent de la chose dans une manière compréhensible même à ceux qui ne sont pas médecins, n'ayant d'autre but que de faire le bien de nos soldats.

Comment la fonction respiratoire est essentielle et comment elle s'accomplit. — Nous avons déjà dit que la respiration est très importante.

Mais pour quelles raisons l'est-elle et comment s'explique-t-elle ?

La respiration consiste essentiellement dans l'absorption de l'oxygène de l'air et dans l'émission de l'acide carbonique.

L'oxygène, ainsi que l'acide carbonique, à température du milieu et à pression ordinaire, sont à l'état gazeux ; ils constituent deux gaz, c'est-à-dire des corps qui diffèrent des solides et des liquides principalement parce qu'ils visent toujours à se répandre en occupant le plus grand volume possible. On peut comparer notre corps à une machine, par exemple à une locomotive qui, pour exercer la fonction de se mouvoir, a besoin de l'énergie, constituée dans ce cas par la houille qui réchauffe l'eau.

Dans la machine humaine, la houille est représentée par les aliments, de même que dans les automobiles elle l'est par la benzine. Mais la houille que doit-elle faire afin que la locomotive puisse se mouvoir et entraîner le train ? Elle doit subir la combustion. Or, la même chose doit arriver, et elle arrive, aux aliments afin qu'ils servent à nos manifestations vitales ; ces aliments, quand ils sont assimilés, brûlent, et comme la houille des locomotives développe en brûlant différents produits (acide carbonique, etc.), de même notre corps développe par effet des combustions organiques une quantité de produits qui doivent être éliminés, de la même manière que la locomotive éloigne par sa fumée les produits gazeux.

Par effet des combustions organiques se développe une grande quantité de produits ; quelques-uns de ceux-ci (comme l'urée) sont éliminés par l'urine, d'autres par la sueur, mais le produit principal des combustions est un des gaz ci-dessus nommés, c'est-à-dire l'acide carbonique qui est éliminé par les poumons au moment de l'expiration.

La respiration pulmonaire comprend deux phases, c'est-à-dire :

La phase d'inspiration ;

La phase d'expiration.

Pendant la phase inspiratoire, c'est-à-dire d'inspiration, l'air est introduit dans les poumons ; pendant la phase expiratoire, ou expiration, le mélange gazeux, car ce n'est plus le cas de parler d'air, est expulsé.

- Donc, tandis que pendant l'inspiration on absorbe de l'oxygène, pendant l'expiration on expulse, ou comme on dit généralement on élimine, de l'acide carbonique.

L'ensemble d'une inspiration et d'une expiration s'appelle acte respiratoire et l'homme adulte et sain, dans l'état de repos, accomplit de 16 à 18 actes respiratoires par minute. Mais si celle-ci est la fréquence des actes respiratoires dans les conditions indiquées, dans d'autres conditions la fréquence change.

Toujours en considérant un homme adulte et sain, il suffit qu'il accomplisse un effort prolongé, par exemple une course ou même une montée rapide, pour observer que la fréquence des actes respiratoires augmente, et l'on a, par exemple, 20, 30, 40 actes respiratoires dans l'unité de temps, c'est-à-dire par minute.

Par la succession rythmique de l'inspiration et de l'expiration, notre thorax, qui est la partie supérieure du tronc, est comparable à un soufflet régulièrement gonflé ; comme celui-ci a besoin d'une force pour se mouvoir, de même, pour provoquer dans notre thorax l'inspiration et l'expiration, il y a des muscles, appelés pour cette raison muscles inspirateurs et expirateurs. Donc, comme nous avons des muscles qui nous permettent de mouvoir les bras, les jambes, etc., nous sommes aussi pourvus de muscles spéciaux qui servent à la respiration.

Un des plus importants de ces muscles c'est le diaphragme, muscle très mince, mais assez spacieux, placé presque horizontalement entre la partie supérieure du tronc ou thorax et la partie inférieure ou abdomen.

Nous avons dit que le diaphragme est un des principaux muscles respirateurs ; il a, en effet, une part très importante dans l'inspiration, et puisque des deux actes respiratoires celui qui exige le plus grand frais d'énergie est l'inspiration, on comprend facilement la grande valeur de fonctionnement du diaphragme. A l'état de repos le diaphragme est fortement convexe vers le haut, c'est-à-dire vers la cavité thoracique où sont les poumons ; mais lorsque le diaphragme se contracte, il s'aplanit, de manière à faire agrandir la cavité thoracique où l'on a une raréfaction, par suite de laquelle l'air extérieur vient poussé par la pression atmosphérique dans les poumons, ou, comme on dit ordinairement, est aspiré par les poumons.

Le diaphragme joue donc un rôle très important dans l'inspiration, d'autres muscles peuvent toutefois l'aider dans sa fonction, comme par exemple les intercostaux externes, les scalènes, le sterno-cléido-mastoïdien, le petit dentelé postérieur et supérieur, le rhomboïde, le trapèze, l'angulaire de l'omoplate, le grand et le petit pectoral, le grand dentelé.

Lorsque l'inspiration est terminée, l'expiration suit immédiatement ; en partie elle s'effectue d'une manière passive car, les poumons étant très élastiques, à peine la cause qui les a fait dilater cesse, ils cherchent à reprendre l'ampleur primitive ; et, en partie, d'une manière active par la contraction des muscles expirateurs qui cherchent, directement ou indirectement, à diminuer la cage thoracique et par conséquent les poumons, dont le contenu vient comme pressé.

On croyait autrefois, et il y a peu de temps qu'on a changé d'avis, que les muscles expirateurs fussent en fonction seulement dans quelques circonstances spéciales ; mais grâce au mérite de quelques chercheurs, parmi lesquels en première ligne des savants italiens, l'on connaît aujourd'hui que dans l'expiration normale interviennent toujours des muscles.

Les principaux muscles expirateurs sont les intercostaux internes, le grand droit, le grand oblique, le petit oblique, le transverse, etc.

Les mouvements respiratoires sont donc exécutés par le travail de différents groupes musculaires, de même que c'est par le travail de différents groupes musculaires que nous pouvons mouvoir les bras ou les jambes. Mais on dira : nous mouvons les bras ou les jambes à notre volonté ; si nous ne le voulons pas, nous restons immobiles de même que les muscles relatifs, comme, par exemple, quand on dort. Mais alors comment arrive-t-il que nous respirons en dormant ?

Nous pouvons donc nous demander par quoi les muscles respirateurs sont poussés à leur travail. Lorsque nous mouvons un bras, c'est notre volonté qui désire ce mouvement, et si nous ne le voulons pas nous restons tranquilles, comme il nous arrive dans le repos et dans le sommeil.

Au contraire, nous ne nous apercevons pas de vouloir respirer, et, du reste, tout le monde sait qu'on respire même en dormant. Si la respiration se fait donc indépendamment de notre volonté, quelle est la force qui fait agir les muscles respirateurs ?

Il faut observer que la fonction respiratoire n'est pas l'unique de notre organisme qui s'accomplit sans l'intervention directe de la volonté. Tout le monde sait, par exemple, que le cœur bat sans interruption de la naissance à la mort sans que nous voulions ce mouvement, comme l'estomac et l'intestin digèrent l'aliment indépendamment de notre volonté. Or, sans l'intervention de notre volonté, par quelques centres nerveux situés dans le cerveau et dans la moelle épinière, arrivent aux muscles respirateurs des excitations qui les font contracter.

Quelques groupes de cellules placées dans cette partie qu'on appelle en anatomie bulbe ou moelle allongée sont les causes de la contraction des muscles, c'est-à-dire du rythme alterne de l'inspiration et de l'expiration. On donne le nom de centre respirateur bulbaire à ces réunions de cellules, et ce centre respirateur occupe une surface si petite qu'il suffit de la pointe d'un tout petit stylet pour la détruire de manière à provoquer une mort subite.

Bien que le centre respirateur bulbaire ne soit pas, comme nous avons dit, l'unique, cependant, comparé avec les autres, il est tellement important, que l'ensemble de ses cellules est appelé par antonomase *centre respirateur*.

Ces cellules du centre respirateur élaborent, par une spéciale activité, des excitations qui se dirigent soit vers les centres et muscles inspirateurs qui se trouvent au-dessous, soit vers les centres et muscles expirateurs qui sont de même au-dessous.

Bien que ces cellules aient cette activité autonome, cependant l'on admet que deux autres facteurs contribuent à en maintenir la fonction rythmique, c'est-à-dire l'état de carbonication du sang, et ce mécanisme réflexe qui est connu sous le nom de autogouvernement de la respiration par l'œuvre des nerfs pneumogastriques. Commençant par ce dernier, nous dirons que l'autogouvernement de la respiration consiste essentiellement dans ceci : lorsque le thorax est dilaté, les nerfs qui confluent dans le tronc du nerf pneumogastrique transmettent au centre respirateur l'excitation respective, excitation qui tend en manière réflexe a produire le rétrécissement du thorax, c'est-à-dire l'expiration.

De l'autre facteur qui contribue à maintenir le rythme respirateur, c'est-à-dire de la carbonication du sang, il faudra parler plus longuement pour mieux comprendre ce que nous devrons dire ensuite.

Nous avons déjà dit que pendant l'inspiration l'air riche d'oxygène pénètre dans nos poumons et que pendant l'expiration l'air chargé d'acide carbonique vient expulsé. Mais qu'est-ce qu'il advient de l'oxygène introduit, et d'où vient l'acide carbonique expulsé ?

L'oxygène introduit est fixé par les globules rouges du sang, qui ont ce pouvoir en vertu de l'hémoglobine qu'ils contiennent ; ensuite les globules rouges, poussés par le cœur qui maintient la circulation du sang, arrivent à toutes les parties du corps et leur cèdent l'oxygène.

Le sang cède donc à nos tissus l'oxygène qu'il a pris dans les poumons et qui sert aux combustions organiques, pendant lesquelles il se produit de l'acide carbonique, de même que dans la locomotive par la combustion de la houille se forment différents produits. Cet acide carbonique est versé dans le sang, qui en contient par conséquent une quantité notable, c'est-à-dire il devient carbonique ou, comme on dit ordinairement, veineux.

Ce sang chargé d'acide carbonique agit sur le centre respirateur comme une excitation qui provoque l'inspiration et contribue, comme nous avons dit, à maintenir l'alternative régulière des inspirations et des expirations, c'est-à-dire le rythme respirateur.

II

Conditions pour une respiration libre et utile.
— Nous avons ainsi expliqué comment se fait la respiration et nous pouvons maintenant étudier quelles
sont les conditions nécessaires afin qu'elle puisse se
produire librement et utilement.

Ces conditions sont plusieurs et se rapportent :

1º Au milieu extérieur ;

2º A l'état des ouvertures et des voies aériennes et à
la perméabilité de la surface pulmonaire ;

3º A l'état des muscles respirateurs et des centres et
des voies nerveuses qui les animent, de manière que le
soufflet respirateur puisse fonctionner ;

4º A la masse sanguine.

Milieu extérieur. — Comme nous avons déjà dit,
notre organisme a continuellement besoin d'oxygène.
Nous absorbons ce gaz à chaque inspiration car l'air en
est très riche, étant constitué par un mélange d'azote
et d'oxygène, les autres éléments n'y entrant qu'en
très petite quantité.

Normalement il y a dans l'air grande exubérance d'oxygène, si bien qu'on peut réduire ce dernier à un tiers sans que l'homme en meure. En effet, l'oxygène existe dans l'air dans la proportion d'environ 21 0/0 en volume, tandis que l'homme peut supporter un air contenant à peine 7 0/0 en volume et même une quantité inférieure. L'homme vit donc dans un milieu où il a une quantité très abondante d'oxygène à sa disposition. Chaque fois que l'oxygène diminue en quantité trop considérable, l'homme ressent des troubles ou bien il succombe. Ainsi, lorsqu'un individu tombe sous l'eau, il se trouve dans un milieu privé d'oxygène utilisable, et il mourra certainement s'il n'est pas secouru à temps, faute d'oxygène.

Dans le cas des noyés, le milieu cesse complètement d'être gazeux pour devenir liquide ; mais si l'oxygène manque, même si le milieu reste gazeux, l'homme ressent des troubles plus ou moins graves ou mortels. Les gaz qui, par quelque accident, peuvent venir à substituer une partie ou tout l'oxygène de l'air, se partagent en deux grandes catégories : *gaz irrespirables* et *gaz toxiques*.

Parmi les gaz irrespirables nous avons l'azote, qui est tout à fait inoffensif, si bien que dans l'air il est mêlé à l'oxygène dans la proportion de presque 79 0/0. Mais quoiqu'il soit inoffensif, il ne sert pas à la respiration, et si sa proportion dans l'air était trop grande, l'homme en aurait des troubles ou même la mort, non pas à cause de l'azote, mais à cause de la diminution d'oxygène. Un autre exemple de gaz impropre à la respiration, mais non toxique, nous est donné par l'hydrogène.

D'autres gaz, au contraire, non seulement ne servent

pas à la respiration, mais sont aussi directement nuisibles à la respiration, et même en petite quantité, c'est à-dire que, même quand ils ne diminuent pas sérieusement le pourcentage de l'oxygène, ils exercent leur effet nuisible. Nous citerons par exemple : le chlore, l'anhydride sulfureux, l'hydrogène arsénié.

En résumant ce premier point, nous voyons que pour avoir la respiration normale il faut que le milieu contienne de l'oxygène pur en quantité suffisante et qu'il ne contienne pas d'autres éléments nuisibles.

Voies aériennes et surface respiratoire. — La seconde condition nécessaire pour une bonne respiration est que les ouvertures et les voies aériennes soient pénétrables et que la surface respiratoire soit perméable.

L'air pour arriver à nos poumons doit pénétrer par les narines ou par la bouche. On doit respirer par les narines et c'est très mauvais de respirer par la bouche ; en passant par les narines, l'air abandonne en effet dans les fosses nasales la fine poussière et il arrive aux poumons pur, comme s'il était filtré, se réchauffant aussi à juste température, chose très importante en hiver et dans les grandes altitudes. Or, si l'on ferme les narines et la bouche, on a les symptômes de la suffocation et si l'occlusion continue, la mort.

Mais il ne suffit pas que l'air puisse passer à travers la bouche ou les narines ; pour arriver aux poumons, il doit passer par une série de canaux, tels que le larynx, la trachée et les bronches. S'ils sont rendus infranchissables, soit par un corps étranger qui les obstrue intérieurement, soit par une cause qui les presse à l'extérieur, il se produira des troubles ou la mort.

Il faut aussi que la surface pulmonaire puisse par osmose laisser passer l'oxygène et l'acide carbonique.

Si, au contraire, la surface pulmonaire devenait imperméable par suite d'une inflammation étendue, la fonction respiratoire en serait altérée.

Fonctionnement du soufflet respiratoire. — La troisième condition pour la respiration normale, c'est que les muscles, les nerfs et les centres respirateurs fonctionnent régulièrement et, dans l'ensemble, que le soufflet respiratoire puisse fonctionner.

Nous avons déjà dit que la lésion du centre respirateur bulbaire est la cause d'une mort subite ; on comprend donc aussi comment un traumatisme qui offenserait un groupe de muscles respirateurs pourrait empêcher la respiration. Et la même chose arriverait pour un traumatisme qui couperait net les nerfs qui animent ces muscles (par exemple le nerf phrénique, qui apporte le mouvement au diaphragme). Le même résultat d'un traumatisme nous est donné par des poisons qui paralysent les centres ou les voies nerveuses.

Nous avons dit que le poumon est placé dans la cage thoracique et que l'air y pénètre pendant l'inspiration, car c'est dans ce moment qu'il s'établit dans la cage thoracique une raréfaction par laquelle l'air extérieur est comme aspiré.

Mais si la cage thoracique était en communication avec l'extérieur non seulement à travers le tube trachéo-bronchial, mais aussi par des brèches anormales formées dans sa paroi, de manière à constituer en elle une pression positive (par exemple dans le cas d'une blessure à la poitrine avec pénétration d'air dans la plèvre = pneumothorax), la fonction du soufflet respiratoire serait altérée. Et cette fonction s'altère également lorsque dans les cavités de la plèvre se recueille du sang (hémothorax), ou un liquide séreux (hydrothorax), ou sero-fibrineux (pleurésie fibrineuse), ou purulent (pyothorax) ; on peut comprendre facilement que la fonction du soufflet respiratoire est entravée ou même empêchée aussi par une force extérieure qui s'oppose à la dilatation du thorax.

Masse sanguine. — La quatrième et dernière condition qui est nécessaire à une fonction respiratoire régulière se rapporte au sang.

En effet, on ne doit pas concevoir la respiration comme exclusivement limitée à une simple introduction et expulsion d'air. Comme nous l'avons déjà dit, l'air pénètre dans les poumons riche en oxygène et il en sort riche en acide carbonique ; ceci arrive précisément par l'œuvre du sang. Ce dernier, poussé par le cœur, arrive aux poumons chargé d'acide carbonique dont il se délivre, et s'enrichit d'oxygène, revenant ainsi purifié et oxygéné au cœur même qui l'envoie ensuite dans toutes les parties du corps. Ce qui donne au sang la propriété d'absorber dans le poumon une grande quantité d'oxygène, c'est le globule rouge qui, à son tour, doit cette propriété à un pigment, riche en fer et de couleur rouge, appelé hémoglobine.

On comprend donc comment la respiration soit troublée chaque fois que le sang n'arrive pas aux poumons en quantité suffisante, ou bien n'y circule pas avec rapidité suffisante, ou bien encore chaque fois qu'il a perdu toute ou en partie la propriété de servir comme vecteur d'oxygène.

Le sang peut diminuer de quantité, par exemple, à

cause d'une hémorragie aiguë, ou bien il peut circuler avec insuffisante vitesse, à cause d'une cardiopathie, ou enfin il peut perdre la capacité de transporter de l'oxygène, à cause d'une altération du pigment destiné à cela, c'est-à-dire de l'hémoglobine.

C'est particulièrement par l'effet de substances vénéneuses que l'hémoglobine perd la propriété d'exercer sa fonction, et de ces substances nous parlerons ensuite.

III

Phénomènes de l'asphyxie. — Nous avons ainsi passé en revue les conditions nécessaires pour que la respiration se fasse normalement et utilement.

Chaque fois que la respiration est abolie, ou altérée dans ses effets, on a des symptômes particuliers qui constituent l'asphyxie. On comprend facilement que les causes d'asphyxie peuvent être variées, car il suffit qu'une des conditions, que nous avons dit nécessaires à la respiration, soit troublée, pour que l'asphyxie commence.

Mais bien que les causes d'asphyxie soient variées, toutefois l'asphyxie a toujours, au moins dans ses lignes principales, une allure constante, tout en pouvant différer de cas à cas par quelques caractéristiques particulières.

On obtient le plus pur exemple d'asphyxie en liant la trachée à un animal d'expérimentation (un chien, un lapin).

Peu d'instants après, on voit que l'animal présente une respiration altérée (dyspnée) avec de violentes inspirations (dyspnée inspiratoire), comme si l'animal voulait vaincre l'obstacle qui lui empêche l'entrée de l'air.

A cette première période en suit une seconde, pendant laquelle la respiration altérée persiste encore, mais avec prédominance d'expirations violentes. En même temps l'animal perd la connaissance et tombe en convulsions, c'est-à-dire en mouvements impétueux et désordonnés.

Mais ensuite l'animal n'a plus de convulsions, il n'a plus de dyspnée ; il reste complètement immobile et présente quelques mouvements respiratoires rares et superficiels, ou bien il semble déjà mort. Cette troisième période est appelée période de pause ou de mort apparente.

Mort apparente et non réelle, car après un bref délai, l'animal présente des mouvements respiratoires évidents mais par saccades, qui se prolongent pour un temps indéterminé et cessent ensuite complètement et définitivement. Cette quatrième période est celle de la phase terminale.

Nous pouvons donc résumer le cours de l'asphyxie de cette manière :

    1re période = dyspnée inspiratoire ;
    2e — = dyspnée expiratoire ;
    3e — = pause ;
    4e — = phase terminale.

La durée totale de l'asphyxie varie beaucoup selon sa nature et par effet de nombreuses circonstances. La même forme d'asphyxie, par exemple, peut avoir la durée de quatre ou cinq minutes dans un animal adulte et de plusieurs heures dans un nouveau-né.

Ce qu'il est indispensable de se rappeler pour les

mesures curatives, c'est que si dans la troisième période l'animal semble mort, il ne l'est pas en effet ; et dans le cas de l'homme nous ne devons donc pas nous décourager, mais faire tout ce que la science nous conseille.

Nous devons aussi nous rappeler que, même lorsque la phase terminale est passée, le cœur bat encore pour quelque temps ; il faut observer à ce propos comme le nom d'asphyxie est étymologiquement erroné, car asphyxie (du grec α privatif et σφύγγειν pulser) servirait à indiquer une mort par cessation primitive de la fonction cardiaque, tandis qu'ici, au contraire, non seulement la fonction cardiaque n'est pas la première à s'arrêter, mais elle continue longuement, même après la cessation de la respiration.

Cela ne veut pas dire cependant que la fonction cardiaque ne soit pas altérée dans le cours de l'asphyxie ; elle l'est effectivement et l'asphyxie influence surtout la pression artérielle, qui pendant une première période s'élève beaucoup, tandis que pendant la deuxième période elle s'abaisse rapidement et notablement jusqu'à se réduire à des valeurs minimes.

Dans l'animal d'expérimentation et mieux encore dans l'homme, l'on observe pendant l'asphyxie d'autres phénomènes, parmi lesquels la couleur bleuâtre des lèvres, du visage, etc. (cyanose) et la saillie des globes oculaires (exophtalmie). L'on peut observer aussi la perte de l'urine et de selles et quelquefois même éjaculation.

Si l'individu est secouru à temps, de manière à le soustraire à la mort, l'on peut avoir un retour rapide et parfait aux premières conditions de santé, ou bien les conditions physiologiques ne se rétablissent

2

qu'après une série de phénomènes plus ou moins graves, ou bien encore elles ne se rétablissent plus parfaitement. Dans quelques cas il arrive qu'après un intervalle, plus ou moins long, l'individu meurt.

Les phénomènes présentés par ceux qui survivent à l'asphyxie peuvent dépendre de l'action locale de l'agent mécanique asphyxiant (par exemple fractures du larynx dans le cas de strangulation), ou bien se développer par un procès indirect.

De la sorte, si, pendant l'asphyxie, une hémorragie se produisait dans une zone de l'encéphale, on aurait les phénomènes qui dépendent de la destruction de cette zone cérébrale déterminée ; comme si une pneumonie se produisait à cause d'une aspiration de matériaux étrangers dans les poumons, on aurait les phénomènes propres de cette maladie. Quelquefois, enfin, on peut plutôt deviner que préciser le rapport avec l'asphyxie, comme dans les cas d'amnésie post-asphyxique.

A l'autopsie des individus morts par asphyxie, les signes sont variés. Laissant d'un côté les faits secondaires, par exemple broncho-pneumonies, ou qui se sont produits par causes mécaniques (fractures, etc.), nous n'avons que des signes cadavériques bien peu apparents, bien qu'ils aient une grande valeur pour le spécialiste.

Nous pouvons nommer les hémorragies dans les plèvres, dans le péricarde, sur le thymus (ecchymoses sous-pleurales, sous-péricardiques, médiastiniques, etc.), l'emphysème aigu des poumons, la liquidité du sang.

Dans le cas d'asphyxies produites par des gaz toxiques, le sang peut se présenter considérablement modifié, et de cela nous parlerons ensuite.

Physiopathologie de l'asphyxie. — Quelle est la cause de la mort dans l'asphyxie et à quoi doit-on les phénomènes que nous avons dit se présenter pendant son cours ?

Ceci est un argument très complexe et qui est encore aujourd'hui sujet aux études des savants. Nous pouvons dire brièvement que les phénomènes nommés par nous pendant les quatre périodes de l'asphyxie dépendent essentiellement du manque d'oxygène et de l'accumulation de l'acide carbonique.

De ces deux facteurs, l'on doit donner plus d'importance à l'anoxyhémie (c'est-à-dire au manque, bien qu'il ne soit pas absolu, de l'oxygène) qu'à l'hypercapnie (c'est-à-dire à l'excès d'acide carbonique). En effet, bien que l'acide carbonique soit un produit des combustions organiques qui doit être éloigné de notre organisme, cependant il peut être toléré, même à doses plutôt fortes, et probablement, plus qu'à l'acide carbonique, on doit donner importance à d'autres produits régressifs qui, par effet de l'asphyxie ne peuvent pas être rendus inoffensifs, ainsi que cela arrive normalement.

Ce qui est bien sûr, c'est que le manque d'oxygène est particulièrement grave pour le système nerveux central, qui à ce point de vue a une intolérance spéciale, tandis que d'autres tissus supportent le manque d'oxygène bien plus que lui.

Pour ce qui concerne les phénomènes de l'asphyxie, il nous suffira d'indiquer que la cyanose trouve son explication dans ce fait bien connu : le sang privé d'oxygène est d'une couleur sombre, noirâtre, tandis que le sang oxygéné est d'une belle couleur rouge vif.

La dyspnée inspiratoire peut se rapporter à l'excitation exercée par l'acide carbonique et par d'autres produits qui s'accumulent dans le sang ; la dyspnée expiratoire, au réflexe provoqué au moyen des nerfs pneumogastriques, par la précédente dyspnée inspiratoire ; les convulsions à l'excitation de la zone motrice ; l'élévation de la pression pendant une première période et son abaissement pendant une période successive se rapportent à la contraction des vaisseaux suivie par un fort relâchement.

Tandis que les signes cadavériques dans les asphyxiés s'expliquent intuitivement pour ce qui concerne les effets d'agents mécaniques (sillon des pendus, etc.), ils sont pour le reste très difficiles à apprécier. Les ecchymoses sont expliquées, en général, avec le spasme vaso-moteur ; l'emphysème aigu avec la forte dyspnée ; la liquidité du sang est encore discutée dans sa pathogénèse.

Les signes propres des asphyxies toxiques spéciales s'expliquent par l'action particulière des différents poisons ; par exemple, la couleur rouge caractéristique des lividités cadavériques (hypostases) dans l'empoisonnement par l'oxyde de carbone s'explique par le fait que l'hémoglobine oxycarbonée, qui se forme par effet de l'action de l'oxyde de carbone, ne change pas même dans le cadavre sa couleur spéciale.

IV

Formes principales d'asphyxie. — Passons maintenant en revue les formes principales_d'asphyxie, en nous arrêtant un peu seulement sur celles qui présentent pour nous une importance particulière.

I. — Les asphyxies, déterminées par un empêchement mécanique à la ventilation pulmonaire ou à l'échange osmotique des gaz, n'ont pour nous que très peu d'intérêt, tandis qu'elles en ont beaucoup en médecine légale.

Elles peuvent être déterminées :

a) Par l'occlusion de la bouche et des narines (la vraie suffocation) ;

b) Par l'obstruction des voies aériennes, soit de l'extérieur, soit de l'intérieur et tant par des causes pathologiques que par causes violentes. Par compression de l'extérieur, on peut avoir l'asphyxie par strangulation, par un lien ou manuelle, et l'asphyxie par pendaison ; ou bien par accroissements de la glande thyroïde (goitres simples ou néoplastiques), du thymus, etc. Par obstruction de l'extérieur, l'on peut avoir asphyxie à cause de l'introduction violente de corps étrangers dans le larynx et dans les voies inférieures, à cause du passage dans celles-ci de morceaux d'aliment (mort par bol), ou bien de corps étrangers d'une nature quelconque, ou à cause de la pénétration du pus, etc., dans la trachée ou dans les grosses bronches, à travers leurs parois érodées.

c) Par l'empêchement à l'expansion du soufflet respirateur, par une des causes dont nous avons déja parlé (suffocation indirecte) ;

d) Par l'interposition entre la surface pulmonaire et l'air atmosphérique d'un milieu cohibant qui empêche l'échange osmotique des gaz. Ici nous avons, par exemple, la submersion, forme d'asphyxie qui doit être rappelée, car dans le passage des fleuves, etc., il arrive quelquefois que des soldats tombent dans l'eau ; et en nous rappelant que la submersion n'est qu'une forme d'asphyxie, on usera des moyens que nous conseillerons contre les asphyxies mêmes.

II. — Les asphyxies dues à l'altération du coefficient sanguin n'ont aucune relation avec notre argument si elles sont en rapport avec une hémorragie ou avec une insuffisance de la circulation du sang. Dans ces cas, l'on doit évidemment réprimer et arrêter l'hémorragie et rétablir une circulation normale, ou le plus possible près de la normale. Ces asphyxies ont, au contraire, beaucoup d'importance si elles sont en rapport avec une altération de la qualité du sang, par laquelle celui-ci devienne incapable de fonctionner comme transporteur d'oxygène, et puisque cela est dû presque seulement à des substances toxiques, il nous faut parler de ce point à propos des asphyxies toxiques.

III. — Ces asphyxies toxiques peuvent se produire de deux manières ; c'est-à-dire, il peut arriver que le toxique exerce son action sur les centres respirateurs ou sur les muscles (directement ou indirectement), ou bien il peut arriver que le toxique agisse sur le sang en le rendant incapable, comme nous venons de le dire, à fonctionner comme vecteur (transporteur) d'oxygène.

Et bien qu'il existe quelques toxiques qui agissent de double façon, c'est-à-dire en exerçant leur action tant sur le sang que sur les centres nerveux, la distinction que nous avons faite ne perd toutefois rien de sa valeur.

Comme tout le monde sait, l'on entend par substance toxique ou poison un corps quelconque qui, en petite quantité, et par une action biochimique, est capable de produire la mort ou des altérations considérables.

Selon l'état physique dans lequel ils se trouvent à la température ordinaire, les poisons se partagent en solides, liquides et gazeux.

Les poisons capables de produire asphyxie dans une des deux manières dont nous avons parlé, peuvent être solides (comme le curare), liquides (comme le chloroforme), gazeux (par exemple l'oxyde de carbone).

Les voies d'introduction des poisons sont nombreuses : la voie orale, l'hypodermique, la pulmonaire, etc. La voie pulmonaire, qui sert pour les poisons à l'état de gaz ou de vapeurs, est très importante pour nous.

Nous ne voulons pas nommer tous les poisons qui

peuvent produire l'asphyxie ; nous nous limiterons à en nommer quelques-uns.

Parmi les poisons qui agissent sur les centres nerveux ou sur les nerfs, ou sur les muscles, de manière à empêcher l'effet du soufflet respirateur, nous avons : le curare, la morphine, la strychnine, le chloroforme (1).

Parmi les poisons qui agissent directement sur le sang, nous en avons quelques-uns solides, comme le chlorate de potassium, l'acide pyrogallique, etc. ; et d'autres gazeux, comme l'oxyde de carbone et l'hydrogène arsénié.

(1) Quelques auteurs ont affirmé que le chloroforme transforme l'hémoglobine en méthémoglobine; de nos expériences il résulte que dans le corps vivant cela n'arrive pas.

V

Gaz et vapeurs toxiques. — Dans le langage ordinaire, on appelle asphyxies toxiques celles produites par des gaz, tandis que les autres, même produites par des poisons, sont appelées empoisonnements, et on ne parle pas d'asphyxies de curare, de strychnine, de morphine, mais, au contraire, d'empoisonnements par curare, par strychnine, par morphine.

La dénomination d'asphyxies toxiques n'est, toutefois, pas plus rigoureusement appropriée pour les intoxications d'oxyde de carbone et d'hydrogène arsénié, etc., qu'elle ne l'est pour les empoisonnements par le curare, la strychnine ou la morphine, etc. ; dans chacun de ces cas, il s'agit de vrais et propres empoisonnements, avec la seule différence, que pour l'oxyde de carbone, pour l'hydrogène arsénié, etc., le poison est introduit dans l'organisme par voie pulmonaire, c'est-à-dire par inhalation.

Ayant fait cette réserve, il convient pratiquement de suivre l'usage et de désigner avec le nom d'asphyxies toxiques les empoisonnements provoqués par des gaz ou des vapeurs. Comme nous avons déjà dit, les gaz peuvent être inaptes à la respiration, ou même absolument nuisibles.

Les premiers, par exemple l'hydrogène et l'azote, n'ont jamais été employés en guerre ; et difficilement l'on pourrait en concevoir l'usage, car ils agissent seulement quand ils prennent la place de l'oxygène, de sorte qu'il en faudrait des quantités énormes ; en plus, pour nous limiter à l'hydrogène et à l'azote, ces gaz étant plus légers que l'air, ils offriraient même de ce côté des difficultés d'utilisation, peut-être insurmontables pour l'hydrogène, bien plus léger que l'air.

En outre, ces gaz étant inoffensifs, pour produire la mort leur action devrait être relativement longue, tandis que s'ils agissaient seulement pour quelques instants, ils pourraient bien mettre l'ennemi hors de combat, mais ils ne lui apporteraient pas des troubles considérables et mortels. Bref, ceux-ci qui seraient les véritables *gaz asphyxiants* ne seront jamais employés par nos adversaires, ne fût-ce que pour cette dernière raison, car ils ont bien montré qu'ils sont très éloignés de l'idéal de mettre l'adversaire hors de combat, en lui causant le moins de mal possible.

Au contraire, il est bien plus important pour nous de nous occuper des gaz ou vapeurs, qui non seulement ne peuvent substituer l'oxygène dans sa fonction respiratoire, mais qui sont aussi par eux-mêmes dangereux, formant précisément de vrais poisons, plus ou moins énergiques.

Nous passerons en revue le chlore et quelques-uns de ses composés, le phosgène, le brome, l'acide fluorhydrique, le gaz ammoniac, l'hydrogène sulfhydrique, l'anhydride sulfureux, l'hydrogène phosphoré, l'hy-

drogène arsénié, différents composés de l'azote ;
l'acide carbonique, l'oxyde de carbone (auquel sont
joints les vapeurs de charbon, le gaz d'éclairage, le gaz
à l'eau, le gaz pauvre), l'acide cyanhydrique, le sulfure
de carbone, l'acétylène et quelques autres.

Avant tous on doit nommer le chlore, car il semble
que les Allemands en aient fait usage quand ils inau-
gurèrent la nouvelle arme des gaz asphyxiants. C'est
un gaz de couleur jaune verdâtre, d'où vient son nom
(χλωρός = jaune vert), d'une odeur caractéristique,
irritante. Son symbole est Cl.

Il est presque deux fois et demie plus dense que l'air,
et on peut facilement l'obtenir liquide, en le soumet-
tant à une pression de 4 atmosphères.

On l'obtient en traitant l'acide chlorhydrique avec
le bioxyde de manganèse, selon l'équation :

$$4\,HCl + MnO_2 = 2\,H_2O + Cl_2 + MnCl_2.$$

On peut aussi l'obtenir par beaucoup d'autres méthodes, par exemple en traitant le chlorure de chaux
avec l'acide chlorhydrique ou sulfurique, ou encore en
faisant passer de l'acide chlorhydrique et de l'air sur
des briques imbibées d'une solution de sulfate de cuivre
et réchauffées à environ 400°.

On doit remarquer aussi que dans les procédés élec-
trolytiques plus modernes, pour la préparation des
nombreux sels et produits chimiques, on a du chlore
comme sous-produit.

Pour s'assurer de la présence du chlore dans l'air, on
fait usage d'un papier amidonné à l'iodure de potassium ; le chlore le rend de couleur bleue. Cette réaction
est très sensible, bien qu'elle ne soit pas exclusive du
chlore.

Si le chlore est présent dans l'air en très petite quantité, même dans la proportion de 0,003 0/00, il produit de la cuisson dans les muqueuses et donne un sens d'étouffement.

On a tout de suite larmoiement, éternuements répétés, salivation, toux violente, spasme de la glotte, cyanose, crachats sanguinolents, quelquefois même de la somnolence. Si l'individu n'est soustrait à l'action du gaz, on a le collapsus et la mort. Mais celle-ci arrive tardivement parfois, et surtout par œdème pulmonaire ou par broncho-pneumonie.

En plus des phénomènes à charge de l'appareil respiratoire, on peut aussi avoir des faits à charge de l'appareil digestif sur lesquels ont beaucoup insisté spécialement Lœper, Peytel et Sabadini. Ces auteurs ont noté chez leurs patients des nausées et des vomissements, des crampes gastriques, un sens de démangeaison au pharynx et à l'œsophage. Parmi quelques sujets, ces symptômes se dissipèrent vite, mais chez d'autres, ils se montrèrent de nouveau après peu de temps avec tous les caractères d'une vraie gastrite hémorragique. Ce sont des faits dus à la déglutition de la salive saturée de chlore et à l'action directe du chlore même à l'état gazeux.

Une action analogue au chlore l'ont également ses anhydrides et les acides correspondants, et le phosgène aussi.

Le phosgène est un oxychlorure de carbone $COCl^2$ qu'on prépare en faisant passer un courant de chlore et d'oxyde de carbone sur du charbon, ou bien en chauffant au rouge au four électrique de la chaux et du chlorure de chaux avec du coke.

A température ordinaire (il bout à $+8°$), c'est un gaz incolore, d'odeur piquante, désagréable, capable de produire des conséquences graves et mortelles. Il trouve un très large emploi dans les fabriques de matières colorantes, comme dans l'industrie pharmaceutique où il sert pour la production de médicaments différents comme l'aristoquine, le duotale, l'euquinine, etc. ; en Allemagne, c'est notoire, la production des matières colorantes et des médicaments synthétiques avait pris un très grand développement ; c'est pourquoi, même en temps de paix, chaque année on y produisait des quantités énormes de phosgène.

On avait depuis longtemps appelé l'attention des médecins sur son action irritante, par le fait qu'en chloroformisant dans des chambres éclairées au gaz, on a la formation de divers produits toxiques, parmi lesquels précisément le phosgène, et ces produits toxiques, selon les recherches de Gurrieri, se formeraient en quantité encore plus grande, si le milieu est illuminé avec l'acétylène.

Par les applications toujours plus importantes du phosgène dans les industries, on ne tarda pas à avoir plusieurs cas d'intoxication parmi les ouvriers contraints à son maniement, mais, malgré les recherches effectuées, le mécanisme d'action de ce gaz resta mal précisé, car pour quelques-uns il se décompose dans l'organisme en donnant origine à de l'acide chlorhydrique et à de l'oxyde de carbone, tandis que pour d'autres, le phosgène agirait directement comme tel.

Quoi qu'il en soit, son inhalation produit des faits d'emphysème aigu et de dyspnée, de bronchite et de broncho-pneumonie. En outre, il peut donner des thromboses dans différentes régions, par exemple :

dans le cerveau, dans les poumons, dans les vaisseaux mésentériques. La guérison, en cas favorable, se fait en deux ou quatre semaines.

Le brome Br à température ordinaire est un liquide rouge brun, qui bout à 63°, et déjà à la température ordinaire répand des vapeurs rouges brunes, d'odeur pénétrante et désagréable, d'où le nom qu'on lui a donné (βρῶμοσ = puanteur). Il a un poids spécifique presque trois fois plus grand que l'eau.

On l'obtient en traitant les bromures avec l'acide sulfurique et le bioxyde de manganèse, selon l'équation :

$$MgBr_2 + MnO_2 + 2H_2SO_4$$
$$= MnSO_4 + MgSO_4 + Br_2 + 2H_2O$$

Les symptômes qu'il produit quand il est inhalé sont assez semblables à ceux produits par le chlore. Quand les vapeurs arrivent au contact de l'individu, ils produisent larmoiement, salivation, éternuements, toux, sens de suffocation, vertiges, somnolence et aussi profonde narcose.

Si le patient est soustrait à temps à l'action du toxique, ou si les vapeurs ne sont pas en quantité excessive, il peut se rétablir, mais après plusieurs heures il peut présenter bronchite ou broncho-pneumonie, des symptômes de gastro-entérite, faits à charge des muqueuses externes et de la peau, sur laquelle quelquefois se produit un érythème prurigineux. Pour le diagnostic différentiel du chlore, sur la base du seul examen du malade, on doit se rappeler que le brome rend la chevelure mollasse et finit par réduire les cheveux en une bouillie brunâtre ou noirâtre, tandis que le chlore n'exerce pas cette action.

L'acide chlorhydrique HCl est un gaz très soluble dans l'eau, et la solution aqueuse, elle aussi, a vulgairement le nom d'acide chlorhydrique.

Ce gaz, contrairement au chlore, est complètement incolore, et avec l'air humide il produit des fumées blanches. Son poids spécifique est de 1,26, c'est-à-dire est de bien peu plus pesant que l'air. On l'obtient en traitant le sel commun avec de l'acide sulfurique, selon l'équation :

$$2NaCl + H_2SO_4 = 2HCl + Na_2SO_4.$$

Il possède une odeur pénétrante, très irritante, et quand il est inhalé il exerce des effets analogues à ceux du chlore, provoquant de violents accès de toux, larmoiement, démangeaison aux yeux, hypersécrétion des glandes nasales et bronchiales, hémorragies pulmonaires. Dans la seconde période, on peut avoir œdème pulmonaire et broncho-pneumonie.

On peut ici mentionner le trichlorure de phosphore PCl_3, liquide limpide, de poids spécifique 1,59, qui exhale des vapeurs irritantes, dont la toxicité semble due au développement d'acide chlorhydrique.

L'acide bromhydrique HBr lui aussi est un gaz incolore, à différence du brome dont il provient. A l'humidité, il donne origine à des fumées blanches. Il a un goût acide et semble avoir sur l'organisme des propriétés analogues à celles du brome. Il est très soluble dans l'eau.

L'acide fluorhydrique HFl est un liquide qui entre en ébullition vers 20° centigrades, répandant des fumées

blanches. Il est très soluble dans l'eau. On l'obtient en
traitant le fluorure de chaux avec l'acide sulfurique ;
on doit faire cette opération dans des pots de plomb,
car l'acide fluorhydrique a la singulière propriété d'en-
tamer le verre. Les vapeurs ont une odeur pénétrante,
et semblent agir d'une manière analogue à celles de
l'acide chlorhydrique.

Le gaz ammoniac AzH_3 est incolore, d'odeur caractéristique, très pénétrante ; il est plus léger que l'air.
On le rend facilement liquide à une pression de peu
d'atmosphères à la température ordinaire. S'il est
humide, il a une réaction alcaline ; mélangé avec l'oxygène en proportions déterminées, il donne un mélange
détonant, qui produit en brûlant de l'azote et de l'eau.
Il est très soluble dans l'eau, et la solution est nommée ammoniaque. C'est un des produits secondaires
des installations du gaz d'éclairage ; les gaz qui se développent pendant la distillation sèche avec de la houille
en sont riches, et on les fait passer à travers de l'eau aci-
difiée qui retient l'ammoniaque. De ces eaux ammoniacales, on peut ensuite avoir le gaz ammoniac. Le gaz
ammoniac inspiré en quantité suffisante (il suffit que
dans l'air il y en ait le 0,15 0/0) produit larmoiement,
démangeaison à l'arrière-bouche, salivation, toux, sens
de suffocation, vomissements, hémoptysie, convulsions,
paralysie. Si la quantité est remarquable, ou si l'individu reste trop longtemps dans l'air inquiné, la
mort peut se produire, quelquefois aussi en second
temps, avec des faits de bronchite membraneuse,
broncho-pneumonie, glomérulonéphrite.

Dans les yeux peuvent se développer des procès
d'iritis et avoir l'ectropion, des leucomes, etc.

L'hydrogène sulfuré ou acide sulfhydrique H_2S, est un gaz incolore, un peu plus lourd que l'air, d'une odeur nauséabonde et caractéristique d'œufs pourris. Il brûle à l'air avec une flamme azurée, produisant ainsi une autre matière dont nous parlerons sous peu, c'est-à-dire de l'anhydride sulfureux.

Il existe en nature dans plusieurs eaux minérales et encore dans les émanations volcaniques ; on le prépare en traitant un sulfure métallique, par exemple le sulfure de fer, avec un acide, tel que l'acide sulfurique ou chlorhydrique, selon une équation comme celle-ci :

$$FeS + 2HCl = FeCl_2 + H_2S.$$

Il est produit en très grande quantité par la putréfaction des substances organiques, et il constitue, avec le sulfure d'ammonium, un des principaux composants du gaz des égouts, qui a causé si souvent des troubles même mortifères parmi les ouvriers employés à leur curage.

Il constitue aussi un des produits de la combustion de plusieurs poudres explosives, et parmi les gaz de la poudre noire commune il est contenu dans la proportion de 6 0/00 à 10 0/00. On le rend facilement liquide avec une pression de 16 atmosphères, et dans cette condition il bout déjà à presque 60 degrés centigrades au-dessous de zéro. Il est très soluble dans l'eau.

L'acide sulfhydrique entame les métaux, donnant des sulfures fréquemment de couleur noire. Un papier imprégné d'acétate de plomb devient noir en présence de H_2S, précisément par la formation de sulfure de plomb.

Quand il est inhalé en proportion supérieure à 0,01 0/0, il irrite les muqueuses nasales et oculaires,

et si la proportion augmente encore, on a la toux, mal
de tête, dyspnée. Si la quantité surpasse une certaine
limite, on a la mort presque instantanée, ou bien avec
les phénomènes de l'asphyxie.

Il a une affinité spéciale pour la matière colorante
du sang, avec laquelle il peut former un composé (sul-
fohémoglobine) doué de caractères spectroscopiques
particuliers (bande dans le champ du rouge entre les
lignes C et D, en position différente de la bande analogue de la méthémoglobine). Dans l'être vivant cependant l'action de l'hydrogène sulfureux prévaut sur le
système nerveux, plutôt que sur le sang. Quelquefois,
la mort a lieu après une période de bien-être plus ou
moins complet, soit en forme aiguë, soit après avoir
été précédée par des vomissements, par de la diarrhée,
des phénomènes d'œdème pulmonaire, et d'assoupissement.

L'anhydride sulfureux SO_2 est un gaz, lourd plus
du double de l'air, mais il suffit d'une pression de 3
atmosphères pour le rendre liquide. Il a une odeur très
piquante, connue par tout le monde, car c'est celle du
soufre brûlé : en effet, on l'obtient avec la combustion
du soufre, celui-ci venant à former un composé avec
l'oxygène de l'air. On le prépare aussi de plusieurs
autres manières, par exemple : en traitant à chaud
l'acide sulfurique avec de la tournure de cuivre, ou en
décomposant un sulfite avec de l'acide sulfurique ; dans
la combustion de la houille, il se produit aussi en petite
quantité. Quand il est inhalé à des doses supérieures
à la limite de tolérance, limite variable selon les individus, mais toujours très basse, puisque quand l'air en
contient 0,5 0/00, il devient irrespirable, il produit irri-

tation des conjonctives et de l'arrière-bouche, larmoiement, toux et symptômes d'asphyxie. Même, dans ce cas, la mort peut se produire en second temps, spécialement pour faits pulmonaires.

L'hydrogène phosphoré, ou phosphine PH_3 est un gaz incolore dont l'odeur rappelle celle du poisson pourri. On l'obtient en décomposant les phosphures alcalino-terreux avec de l'eau, ou bien en faisant agir le phosphore sur la potasse ; dans ces réactions, il se forme, en même temps, de l'hydrogène phosphoré liquide P_2H_4, dont les vapeurs donnent au PH_3 la singulière propriété de s'enflammer spontanément au contact de l'air. L'hydrogène phosphoré est un poison puissant ; son action sur l'homme est, toutefois, peu connue. Des animaux tenus pour une demi-heure dans une atmosphère contenant 0,025 0/00 de ce gaz en sont morts. Il agit d'une manière prédominante sur le système nerveux. Souvent l'acétylène en contient des traces importantes.

L'hydrogène arsénié ou arséniure d'hydrogène AsH_3 est un gaz incolore, de poids spécifique 2,7, d'odeur caractéristique, désagréable, d'ail ; il se produit chaque fois qu'en présence de différentes combinaisons arsénicales il se développe de l'hydrogène. Et puisque souvent les substances que l'on emploie pour apprêter l'hydrogène (zinc, acide sulfurique, etc.) contiennent comme impureté de l'arsenic, on comprend comment la production d'une certaine quantité de ce produit, indépendamment de la volonté de l'obtenir, ne soit pas rare.

Il est arrivé qu'en France et en Allemagne, des soldats destinés au service des aérostats succombèrent par empoisonnement de AsH_3. Selon sa concentration, il a des conséquences plus ou moins rapides. En général, au commencement, on éprouve un sens de fatigue et de malaise, après on a des vertiges, vomissements, dyspnée, coloration obscure de la peau, ictère, hématurie, et dans les cas mortels la mort arrive, le plus souvent, entre le second et le sixième jour. L'hydrogène arsénié est un exemple typique de poison hématique, car il provoque une hémolyse très forte.

L'antimoniure d'hydrogène SbH_3 est un gaz incolore et inodore, qu'on retenait inoffensif, tandis qu'aujourd'hui on sait qu'il est toxique, quoique bien moins que l'hydrogène arsénié.

Les composés oxygénés de l'azote qui mériteraient d'être pris en considération sont très nombreux ; entre autres, nous nommerons ceux-ci :

Le protoxyde d'azote, ou gaz hilarant Az_2O, est un gaz incolore et inodore, de poids spécifique 1,52, qui jouit à fortes doses des propriétés narcotiques. Aujourd'hui qu'on l'a très pur (il est mis en commerce pressé dans des cylindres), on s'est assuré que s'il est un gaz irrespirable, il n'est cependant pas délétère, ou il n'est toxique qu'à un degré minime.

Le bioxyde d'azote AzO à l'état pur constitue un gaz incolore, mais au contact de l'air il se colore à cause de la formation des vapeurs rutilantes, ou hypoazotide.

Le peroxyde d'azote AzO_2 est un produit de dissociation du tétraoxyde d'azote Az_2O_4, qui existe pur au dessous de $-10°$, tandis que entre $-9°$ et $140°$, on le trouve toujours mêlé au peroxyde, et si la température est supérieure à $140°$, on n'a plus que AzO_2. Ces vapeurs nitreuses se produisent en plusieurs circonstances, et ainsi toutes les fois qu'on fait agir l'acide nitrique sur des métaux variés. On peut les obtenir de différentes manières, par exemple en chauffant le nitrate de plomb, ou en distillant l'acide nitrique rouge, et il est important de noter que des quantités très fortes de ces vapeurs se forment dans l'explosion du coton-poudre et des poudres actuelles nitrocomposées. Ils sont extrêmement toxiques et rendent l'air irrespirable, même dans une proportion au-dessous de 1 0/0. S'ils sont respirés en forte concentration, ils produisent immédiatement de la dyspnée, de la toux, des vertiges, de la cyanose, des expectorations de masses jaunâtres, de la diarrhée et du collapsus. Si l'air, au contraire, n'en contient qu'une quantité relativement petite, les symptômes n'apparaissent qu'après un certain temps, et même après plusieurs heures que l'individu a été soumis à leur action, ou quand il se trouve déjà à l'air libre. On a alors mal de tête, accès de toux très violente, avec expectoration de masses jaunâtres épaisses, qui deviennent ensuite écumeuses ; tachycardie, cyanose très notable. Le sang extrait par une saignée est très foncé et son alcalinité est bien diminuée. Dans l'urine on trouve souvent de l'albumine, de la méthémoglobine, de l'hématine. La mort survient par œdème pulmonaire et collapsus ; mais souvent les symptômes se dissipent, et l'individu guérit parfaitement.

L'anhydride de l'acide azoteux Az_2O_3 est à — 20° un liquide de couleur bleuâtre, qui, à température ordinaire, se décompose en AzO et AzO_2 et rend par conséquent l'air irrespirable et délétère.

Parmi les autres composés toxiques de l'azote que nous pourrions citer, nous indiquerons le chlorure d'azote $AzCl_3$, liquide jaune explosif, dont les vapeurs sont fort irritantes ; l'acide azothydrique Az_3H liquide avec point d'ébullition à 37° et dont les vapeurs sont irritantes ; l'hydrazine Az_2H_4, gaz très irritant lui aussi.

En parlant maintenant des composés du carbone, nous devons encore plus nous limiter dans l'exposition des principaux d'entre eux, à cause de leur nombre vraiment excessif.

L'acide carbonique ou plus exactement l'anhydride carbonique CO_2 est un élément normal de l'air et constitue, comme nous avons dit, le principal produit des combustions organiques ; les animaux en émettent une quantité notable à chaque expiration. Il est produit aussi dans les combustions ordinaires et dans l'explosion des poudres et substances explosives. On l'obtient en traitant un carbonate avec un acide, ou bien en chauffant la pierre à chaux. C'est un gaz incolore, plus lourd que l'air, de manière qu'il tend à s'accumuler dans les couches inférieures (remarquable la grotte du chien à Pozzuoli). A la température ordinaire, il se liquéfie à une pression d'environ 60 atmosphères, et tout le monde connaît aujourd'hui les récipients en fer (bombes), dans lesquels on vend, dans le commerce, cet acide carbonique liquide. A la pression ordinaire, le liquide se vaporise instantanément, en produisant un fort abaissement de température.

L'acide carbonique, quoiqu'il ne soit pas doué d'une action toxique remarquable, de manière que, mêlé à l'oxygène, il est toléré en forte quantité, et dans la petite quantité dans laquelle on le trouve généralement dans l'air (0,26 0/00), il semble même profitable à la respiration, est cependant complètement inapte à la respiration, et, bien des fois, il a causé de graves malheurs (paysans qui entrent dans les cuves ou dans les caves non aérées, dans lesquelles le moût fermente, parce que dans les fermentations alcooliques il se produit de l'acide carbonique, etc.).

Bien plus toxique que l'acide carbonique est l'oxyde de carbone CO, qui se développe ou par la combustion incomplète du charbon, ou par la réduction de l'anhydride carbonique par effet du même charbon. Dans la pratique, du CO est produit en plus ou moins grande quantité à chaque combustion, et au mélange de CO_2 et de CO, qui se forme dans ces conditions, on donne le nom de vapeurs de charbon.

Le CO est contenu aussi dans le gaz d'éclairage, dans le gaz à l'eau et dans le gaz pauvre, auxquels il confère principalement ou exclusivement leur toxicité. On doit se rappeler que par la déflagration de la poudre pyrique et de plusieurs substances explosives, il se forme de l'oxyde de carbone. Quoique très toxique, toutefois l'on doit croire que par son poids spécifique inférieur à celui de l'air (0,967), il ne puisse pas être employé en grand comme moyen offensif. On l'obtient dans les laboratoires en traitant l'acide oxalique avec l'acide sulfurique ; des quantités remarquables de CO se développent de deux liquides, depuis peu de temps introduits dans l'industrie : le fer-carbonyle et le nickel-carbonyle, qui ont déjà causé des malheurs mortels.

L'oxyde de carbone constitue l'exemple typique des gaz asphyxiants ; et, à la vérité, quoiqu'il ait aussi une action directe sur le système nerveux, cependant le fait le plus remarquable dans son action physiologique, c'est la propriété qu'il possède de s'unir à l'hémoglobine du sang pour former un composé très stable (hémoglobine oxycarbonée), inapte à servir de porteur d'oxygène, et produisant de telle manière une asphyxie interne.

L'oxyde de carbone devient rapidement toxique, même mêlé à l'air dans la proportion de 1 0/00. S'il se trouve en forte dose, la mort ne tarde pas à arriver ; si, au contraire, la dose est faible, on peut avoir des troubles plus ou moins graves, mais quelquefois même la mort, après des heures ou des jours.

C'est caractéristique de l'asphyxie par CO, la couleur rouge cerise du sang, même veineux, et au spectroscope la présence de deux bandes semblables à celles de la oxyhémoglobine, mais qui sont bien différentes de celle-ci dans la manière de se comporter envers les réducteurs (par exemple avec le sulfure d'ammonium). Tandis que ceux-ci fondent les deux bandes de l'oxyhémoglobine dans l'unique bande de l'hémoglobine (bande de Stokes), ils laissent séparées, au contraire, les deux bandes de la carboxyhémoglobine, qui peuvent seulement présenter un ombrage intermédiaire, dû à des résidus d'hémoglobine qui n'a pas subi l'action du CO.

Le sang chargé d'oxyde de carbone présente aussi une résistance spéciale vis-à-vis de quelques réactifs (ferricyanure de potassium, tanin, etc.), qui modifient promptement le sang normal. Mais si l'individu ne meurt pas tout de suite après avoir respiré l'oxyde de carbone, celui-ci peu à peu est éliminé, de façon qu'après quelque temps dans l'organisme il n'en reste aucune trace, et, si l'individu meurt tardivement, le diagnostic d'intoxication de CO peut être seulement possible en considérant les signes cliniques et anatomo-pathologiques, tandis que la recherche spectroscopique peut réussir négative.

Les signes cliniques et anatomo-pathologiques ont donc beaucoup d'importance dans cet empoisonnement, et il faut énoncer parmi les phénomènes pendant la vie : le mal de tête, le vomissement, le tremblement, la glycosurie, les symptômes névritiques, le délire, la perte de connaissance ; parmi les signes cadavériques, les thromboses vasculaires, les altérations dégénératives du foie et des reins, et surtout des foyers de ramollissement dans l'encéphale et spécialement dans les noyaux lenticulaires.

L'acide cyanhydrique, ou acide prussique ou nitrile formique CAzH, est un poison puissant et d'une action extrêmement rapide. C'est un liquide incolore ayant l'odeur caractéristique d'amandes amères, combustible, qui bout déjà à 26° centigrades, et qui est pour cela extraordinairement volatile. Il se forme en conditions variées, et il est un des produits de l'explosion de certaines poudres nitro-composées.

Récemment, on a décrit le cas de plusieurs ouvriers qui ont succombé par l'empoisonnement de l'acide prussique, développé dans un incendie par la combustion d'un dépôt de celluloïde. On le prépare de plusieurs manières, par exemple en décomposant les cyanures avec un acide ou en faisant jaillir des étincelles électriques dans un mélange d'acétylène et d'azote.

L'acide cyanhydrique est un poison du système nerveux, il agit sur les procès fermentatifs et il est doué aussi d'une affinité spéciale pour la substance colorante du sang. Si la dose en est remarquable, la mort est très rapide avec dyspnée et convulsions ; si elle est petite, on a d'abord des vertiges et de la céphalée ; ensuite dyspnée, à laquelle fait suite la perte de la connaissance avec des convulsions.

Si la dose n'est pas mortelle, ou si un traitement convenable a sauvé l'individu, les troubles, en général, cessent assez vite ; quelquefois ils persistent longtemps (céphalée, perte des forces, insomnie et troubles gastriques).

Une preuve très facile pour s'assurer de la présence de l'acide cyanhydrique est celle de soumettre à l'action des vapeurs suspectes un papier, imprégné de teinture de résine de gaïac et humecté, une fois sec, avec une solution de sulfate de cuivre à 1-2 0/0. En présence d'acide cyanhydrique le papier devient azuré ; la réaction est très sensible, mais elle n'est pas caractéristique, car elle est aussi donnée par l'ammoniaque, par le bioxyde d'azote, par le chlore, par le brome, par la nitrobenzine, etc.

Une autre preuve aussi très facile à exécuter est celle de soumettre à l'action des vapeurs suspectes un papier humecté d'une solution d'acide picrique à 1 0/0, et imbibé, une fois sec, d'une solution de carbonate de soude. S'il y a de l'acide cyanhydrique, le papier se change de jaune en rouge orangé et ensuite en rouge, et cela plus ou moins rapidement, selon la quantité de l'acide cyanhydrique.

Ici, l'on devrait rappeler aussi le cyanogène C_2Az_2, gaz incolore, plus lourd que l'air, moins toxique que l'acide cyanhydrique, mais qui irrite vivement les yeux et les muqueuses nasales, le chlorure de cyanogène et aussi plusieurs isonitriles.

Le sulfure de carbone CS_2 est un liquide très volatil (il bout à 46°), qui, quand il n'est pas parfaitement pur, est de couleur jaunâtre et d'odeur fétide. Ses vapeurs sont extrêmement inflammables, et brûlent avec une flamme azurée, donnant des produits irrespirables, c'est-à-dire l'anhydride sulfureux et l'acide carbonique, qu'on a déjà nommés, selon l'équation :

$$CS_2 + 3O_2 = 2SO_2 + CO_2.$$

On doit noter que les vapeurs de sulfure de carbone, mêlées avec 3 volumes d'air, donnent un mélange détonant.

Inhalé en proportion supérieure à un milligramme par litre d'air, il produit des troubles consistant en excitation, congestion du visage, vertiges, vomissement, larmoiement, parèse ; à fortes doses, il a une action narcotique, et produit dyspnée, convulsions et mort. Il agit aussi sur le sang, dans lequel il cause des altérations graves, mais ces altérations sont évidentes seulement dans les cas d'intoxication chronique.

L'acétylène C_2H_2 est un gaz d'odeur pénétrante et désagréable, universellement connu aujourd'hui, par la diffusion qu'il a acquise, comme moyen d'éclairage ; la production en est facile, en traitant le carbure de calcium avec l'eau :

$$CaC_2 + 2H_2O = Ca(OH)_2 + C_2H_2.$$

Il est un peu plus léger que l'air, avec lequel il forme des mélanges explosifs. La plus forte explosion se produit quand on a un mélange de 1 volume d'acétylène avec 12 volumes d'air. Il est assez peu toxique quand il est pur, mais souvent on y trouve des impuretés, comme ammoniaque, hydrogène sulfuré, oxyde de carbone, hydrogène phosphoré. Ces impuretés lui confèrent naturellement leur propre toxicité et l'hydrogène phosphoré lui donne l'odeur d'ail très connue.

Beaucoup d'autres substances d'intérêt plus ou moins pratique pourraient être nommées, mais la brièveté de cet écrit ne nous permet pas de les considérer et, du reste, la seule énonciation de tous les gaz ou vapeurs toxiques occuperait plusieurs pages, tandis que pour notre ouvrage elle n'aurait pas trop d'importance. Aujourd'hui l'action toxique, plus ou moins grave, de plusieurs d'entre eux, est bien connue, ayant gagné de l'importance, même pratique, pour l'hygiène industrielle, pour les maladies professionnelles, et pour la loi sur les accidents du travail. Les troubles qui peuvent arriver aux ouvriers des fabriques d'aniline, de toluidine, de sulfate de diméthyle, de hydroxylamine, etc., sont bien connus.

L'aniline $C_6H_5AzH_2$, est un liquide incolore, qui émane des vapeurs d'odeur aromatique, ayant une action toxique sur le sang et sur le système nerveux.

La toluidine existe sous forme de trois isomères, dont le mélange constitue la toluidine commune.

Ses vapeurs peuvent produire assoupissement, coma, cyanose, et la formation de méthémoglobine, hémoglobinurie, etc.

L'inhalation des vapeurs de sulfate de diméthyle produit d'un côté des effets irritants par contact, et de l'autre des effets généraux, comme convulsions et coma.

L'hydroxylamine $HO.AzH_2$ est un composé avide d'eau, qu'il absorbe de l'air en se décomposant en plusieurs produits, comme acide azoteux et hypoazoteux. Elle agit sur le sang en transformant l'hémoglobine en méthémoglobine, mais aussi sur d'autres parties de l'organisme.

L'aldéhyde formique $HCOH$ (dont la solution aqueuse à 40 0/0 est connue par tout le monde sous le nom de formaline), produit irritation des muqueuses, spécialement de la conjonctive de l'œil.

Nombreuses autres aldéhydes sont aussi irritantes, et même quelques huiles essentielles.

Très connus par leur odeur nauséabonde sont les mercaptanes.

Il y aurait à parcourir une entière série parmi les narcotiques, depuis le chloroforme, à l'éther, au chlorure et bromure d'éthyle.

Le nitrite d'amyle $C_2H_{11}AzO_2$ est une substance d'odeur caractéristique ; il provoque une forte dilatation des vaisseaux périphériques, perte de la connaissance, méthémoglobinémie.

La nitroglycérine $C_3H_5(OAzO_2)_3$ ou trinitrine, qui, comme on sait, est la base de la dynamite et d'autres substances explosives, a une action analogue ; l'action toxique des produits de l'explosion des différents explosifs modernes est due précisément, outre qu'à l'oxyde de carbone, aux vapeurs azoteuses, etc., rappelés déjà, au développement des vapeurs de nitroglycérine.

Même la benzine, qui est un mélange de différents hydrocarbures obtenus par la distillation fractionnée du pétrole américain et avec point d'ébullition entre 55° et 70° centigrades, peut produire, quand ses vapeurs sont inhalés en proportion très forte, des vertiges, le délire avec somnolence consécutive, ou vraie narcose.

Le benzène C_6H_6 est un liquide incolore et d'odeur désagréable, qui bout à 80°, et qui trouve de larges applications pour la propriété qu'il a de dissoudre différents corps comme le phosphore, l'iode, le soufre, etc., etc. Il est facilement inflammable et brûle avec flamme lumineuse. Ses vapeurs produisent des phénomènes analogues à ceux de la benzine et leur toxicité peut être accrue par plusieurs impuretés.

La nitrobenzine ou essence artificielle d'amandes amères ou huile de mirbane $C_6H_5AzO_2$, est un liquide jaunâtre, d'aspect huileux, ayant odeur d'amandes amères, très employé dans les fabriques de couleurs et employé même par les parfumeurs et par les pâtissiers. Ses vapeurs produisent des vertiges, de la nausée, de la somnolence ; et quelquefois donnent à l'individu un aspect cyanotique, avant qu'il en remarque les dérangements.

De nombreux autres nitrodérivés du benzène sont aussi toxiques.

VI

Gaz lacrymogènes. — Toutes les vapeurs irritantes produisent l'irritation des glandes de la conjonctive et des glandes lacrymales et provoquent par cela du larmoiement.

Ainsi, parmi les gaz et les vapeurs passés en revue par nous, il y en a beaucoup qui produisent du larmoiement, par exemple, le chlore avec ses anhydrides et ses acides correspondants, le phosgène, le brome, les acides chlorhydrique, bromhydrique, fluorhydrique, l'ammoniac, l'hydrogène sulfuré, l'anhydride sulfureux, le sulfate de diméthyle, l'hydroxylamine, etc.

Ces substances agissent parfois sur les yeux avec une intensité qui peut produire des conséquences beaucoup plus graves que le larmoiement. Celui-ci doit être considéré comme un phénomène de défense, qui tend, en délayant et en éloignant la substance irritante, à protéger les tissus de l'œil des conséquences dangereuses des substances caustiques. Mais si celles-ci sont en trop grande quantité, le larmoiement est insuffisant pour en empêcher l'action, et on a alors les suites graves que nous venons de dire, c'est-à-dire les faits inflammatoires de la conjonctive et de la cornée (conjonctivite et kératite), et même des altérations des tissus oculaires plus profonds.

Ainsi on peut avoir des inflammations de l'iris à la suite de l'ulcération et perforation de la cornée, etc. On comprend ainsi comment les altérations puissent prendre une gravité telle à laisser des conséquences permanentes, par exemple l'infiltration de la cornée avec perte de la transparence normale (taies ou leucomes).

-Mais ces phénomènes graves sont heureusement rares, et, dans tous les cas, ils ne formeraient pas le côté prédominant du tableau morbide, car si un des gaz cités avait une concentration capable de produire par exemple une kératite grave, on aurait d'abord les phénomènes généraux que nous avons catalogués.

Le nom de gaz lacrymogènes devrait être réservé aux substances ayant une action spécifique sur les glandes lacrymales, c'est-à-dire à des substances capables d'irriter ces glandes, sans exercer aucune action sur les autres organes, comme la trachée, les poumons, etc.

Si on limite ainsi la conception des gaz lacrymogènes, on peut dire que peut-être il n'existe aucune substance, qui, en agissant directement sur tout l'organisme, n'agisse autrement et exclusivement que sur les yeux. Toutefois, il y a en réalité des substances qui agissent sur l'œil avec une telle prédominance que les phénomènes de l'œil viennent en première ligne, tandis que l'on peut considérer les autres comme négligeables.

Parmi ces substances qui, en doses non toxiques, ou peu toxiques, causent un larmoiement très fort, nous citons spécialement quelques aldéhydes, comme l'aldéhyde formique, déjà nommée, l'aldéhyde allylique ou acroléine, etc.

Du reste, pour donner des exemples connus par tout le monde, il suffira de nommer les principes actifs de l'oignon, de l'ail, de la moutarde, en partie isolés à l'état pur par les chimiques, qui en ont déterminé les propriétés et les caractères comme l'exacte composition ; mais ceci n'est pas le lieu adapté pour parler longuement de cet argument.

Prophylaxie. — A l'égard de la prophylaxie, c'est-à-dire des règles pour prévenir les accidents dus aux gaz asphyxiants, il est entendu que nous nous bornerons à dire ce qui est de raison médicale : il serait naïf si nous disions que la meilleure prévention sera celle de découvrir les fabriques des gaz asphyxiants et d'en empêcher la mise en œuvre, qui exige toujours des préparatifs plus ou moins complexes. Ainsi, avec un bon service d'exploration, on pourra avoir le sort de s'assurer de l'arrivée à l'ennemi de récipients spéciaux, ou l'apprêt d'appareils suspects. Pour ce qui nous concerne, la prophylaxie peut se partager en une partie générale et en une spéciale.

Dans la première l'on doit comprendre :

1º Les moyens pour éviter que les gaz ou vapeurs dirigés contre nous puissent effectivement arriver à se mêler avec l'air dans lequel nous sommes, et les moyens pour obtenir, au moins, qu'ils y arrivent seulement dans une proportion légère et tolérable ;

2º Les moyens pour éviter l'explosion quand il s'agit

de gaz ou de vapeurs qui constituent avec l'air des mélanges détonants.

Par rapport au premier point, dans le cas où les gaz seraient projetés contre nous en nous laissant la posbilité de manœuvrer, il suffirait de nous déplacer, de manière à ne pas être au-dessous du vent, c'est-à-dire en nous écartant de la zone de terrain vers laquelle, dans ce moment, le vent pousse ces mêmes gaz. Mais on comprend facilement que ceci n'est presque jamais possible.

Il faudra alors recourir aux moyens qui provoquent des courants d'air contraires à ceux qui poussent vers nous les gaz vénéneux, ou même qui peuvent les dévier. Il semble que ces moyens aient déjà donné de bons résultats aux Anglais dans les Flandres. On mettra en œuvre des ventilateurs électriques (c'est notoire que dans plusieurs tranchées il est possible d'emmener l'électricité) ou mis en mouvement par l'eau, ou d'autres manières ; on pourra recourir très utilement à des dispositions très simples, comme à des grandes flammes de paille sèche, ou d'une autre substance facilement combustible, de manière à produire dans un point déterminé une colonne d'air chaud ascendant qui appellera vers elle les gaz asphyxiants.

Récemment nous avons lu dans les journaux politiques que Maxim avait cherché à confectionner des bombes capables de produire au point voulu une forte et persistante flambée, telle à provoquer justement le rappel d'air désiré.

Il s'agirait d'un type spécial de bombe incendiaire, et Maxim, après plusieurs tentatives, aurait réussi à fabriquer des bombes, qu'on lance avec un propulseur spécial, capables de développer même à 300 mètres du point de départ une haute colonne de feu. L'on comprend comment, dans quelques cas, on pourra obtenir de tourner contre l'adversaire même les gaz asphyxiants lancés par lui, comme quelquefois il est arrivé spontanément par un brusque changement de direction des courants aériens.

Ces moyens serviront principalement pour les gaz projetés avec des tubes, tandis que pour ceux qui sont dégagés par les bombes lancées dans les tranchées, évidemment les ventilateurs serviront mieux, pourvu qu'ils soient placés de manière à être sûr que le courant d'air rappelé soit pur.

Quant au second point, c'est-à-dire pour éviter que les gaz et les vapeurs constituant des mélanges détonants aient à produire explosion, chose, du reste, bien exceptionnellement à craindre, soit à cause de la nature des gaz, soit à cause de leur concentration insuffisante, les moyens déjà indiqués de ventilation seraient très utiles. Si l'on ne réussissait pas à avoir une ventilation suffisante, il serait convenable de défendre toute flamme.

Ceci par rapport à ce qui regarde la prophylaxie générale.

Pour la prophylaxie particulière, il faudra faire attention à chaque gaz spécial.

Heureusement les gaz employés jusqu'à présent sont, à ce qu'il semble, ceux contre lesquels on peut mieux se défendre, et cela évidemment, non pas à cause d'humanité de la part de celui qui les employa le premier, mais parce que, si l'adversaire veut tirer quelque profit de son œuvre, il faut qu'il puisse avancer aussitôt dans les tranchées où il a projeté les gaz. Nous savons que le chlore, le brome, l'hypoazotide, les acides chlorhydrique, bromhydrique, fluorhydrique, sulfhydrique, l'anhydride sulfureux et, en général, les gaz de caractère acide, peuvent facilement être fixés avec des alcalis comme l'ammoniaque, la potasse, la soude, la chaux. L'ammoniaque, que nous avons déjà nommée parmi les gaz asphyxiants, ne serait pas d'usage facile en pratique, et c'est la même chose pour l'hydrate de potassium et de soude et pour la chaux, à cause de leurs propriétés caustiques.

Au contraire, les carbonates alcalins et l'hyposulfite sodique sont d'usage pratique. Ces substances peuvent être employées en solution, en les pulvérisant dans l'endroit où l'on est ou en dirigeant des jets très forts contre les masses de gaz qui s'avancent (et dans ce cas l'ammoniaque, la potasse et la soude sont aussi indiquées) ou bien, et même simultanément, on imbibe de ces substances des coiffes qu'on applique sur le visage, ainsi qu'on le fait depuis longtemps dans les fabriques où l'on prépare ces gaz. Ces coiffes, ou masques anti-asphyxiants, sont désormais adoptées par plusieurs armées.

Selon la description donnée dans la *Riforma medica* (n° 31 de 1915), le modèle du masque proposé par le professeur Ciamician consiste en dix couches de gaze ordinaire coupées en forme ovoïdale et ayant à l'extrémité supérieure un fil de cuivre flexible cousu à l'intérieur, et au bord inférieur un élastique qui doit servir à rendre le masque exactement adhérent au menton. Aux côtés, deux anses en élastique assurent le masque aux oreilles : du côté interne une flanelle protège la bouche du liquide d'imbibition. Pour imbiber les couches de gaze, le sénateur Ciamician, à la suite des essais faits avec le professeur Pesci et avec leurs aides respectifs, fait usage de cette solution :

Carbonate de soude cristallisé....... 120 gr.
Carbonate de potassium............ 110 —
Eau commune.................... 200 —

Le modèle Devèze et Orsaud adopté au commencement des hostilités en France, mais maintenant moins en usage que le modèle Robert, comme nous dirons sous peu, consiste en une armature métallique en fil de fer, galvanisé pour éviter la rouille ; sur ce fil sont montés deux carrés d'un tissu à mailles étroites et résistantes, mais perméables à l'air, entre lesquels est placé du coton. Le masque, qui rappelle celui pour la chloroformisation, est fixé avec deux petits rubans, qu'on noue sur l'occiput, en passant par-dessus le pavillon des oreilles.

Selon les expériences faites par le professeur Giacosa et par M. le Dr Morselli, on obtient des résultats excellents pour le chlore et pour le brome avec un mélange en parties égales de carbonate et hyposulfite sodique neutres et pulvérisés, étendus sous une épaisseur d'un demi-centimètre environ entre les deux couches de coton du masque. L'air y passe à travers sans obstacle, et les gaz toxiques sont arrêtés sans produire des masses déliquescentes, dont le contact avec la peau doit s'éviter, car il ne suffit pas d'empêcher aux gaz toxiques de pénétrer dans les voies aériennes, mais il faut aussi qu'ils ne donnent pas une combinaison fluide, capable de caustiquer la peau et les muqueuses.

Selon les études faites par l'Association chimique industrielle de Turin (qui en chargea une Commission spéciale, de laquelle firent partie le président, les professeurs Garelli, Issoglio, les docteurs Rotta et Masino, l'ingénieur Guareschi), la chaux soudée en petits granules est un agent excellent et énergique car elle absorbe assez rapidement le chlore, l'acide chlorhydrique, le brome, l'hypoazotide, le gaz phosgène.

Assez utile réussit aussi un mélange de chaux soudée et carbonate de soude. La chaux soudée, si elle est récemment préparée, aurait l'avantage sur les carbonates, de ne pas donner origine à l'acide carbonique. (Voir la Revue : Le *Policlinico*, section pratique, 1915, p. 954).

Mme Luisa Plancher Botteri, aidée par les conseils de son mari le professeur Plancher, a présenté au Comité de Préparation civile de Parme un modèle de muselière faite de dix couches de mousseline, de forme rectangulaire, un peu repliées pour les adapter aux joues, et avec deux élastiques pour le pavillon de l'oreille. La muselière s'appuie au nez et contourne le menton ; les intervalles laissés par le relief du nez sont fermés par deux tampons de coton cousus intérieurement. Le rectangle de mousseline est fait comme une poche, et on y introduit des rectangles de gaze, doublés au moins cinq fois, et on peut ainsi les changer chaque fois. De ces rectangles, que le soldat peut porter lui-même dans une enveloppe en parchemin, quelques-uns auront été plongés dans une solution saturée à 60° de carbonate sodique et potassique ; en se refroidissant, la gaze semble presque sèche, parce que les sels cristallisent. Ces rectangles servent contre les gaz acides (acide chlorhydrique, etc.).

Contre le chlore et le brome on emploie des rectangles de gaze imprégnés d'hyposulfite ; contre l'acide cyanhydrique, on devrait conseiller des rectangles revêtus d'un mélange de chaux éteinte et sulfate de fer ; contre l'hydrogène arsénié et phosphoré, les rectangles de gaze devraient contenir, entre leurs couches, de la sciure de bois grossière, pétrie de peroxyde de sodium. Le contact des matériaux absorbants avec la peau est évité par la couche de mousseline interposée, qui constitue la paroi postérieure de la poche, et dans les expériences faites jusqu'ici en des milieux saturés de chlore, d'acide chlorhydrique, etc., on a eu de bons résultats.

En parlant de plusieurs gaz (chlore, brome, anhydride sulfureux, etc.), et dans le chapitre des gaz lacrymogènes, nous avons dit qu'en outre qu'ils sont dangereux s'ils sont inhalés, ils produisent aussi des phénomènes d'irritation aux yeux.

Pour éviter ces faits, il faut munir les masques de deux œillères de celluloïde ou de mica, ou mieux encore, on emploiera, au lieu du masque, une vraie coiffe ou cagoule, qui renferme toute la tête en descendant jusqu'au cou, où elle puisse être liée par un sous-gorge, ou bien être renfermée dans le collet relevé de la jaquette, ou sous la cravate, de manière à avoir comme une espèce de passe-montagne avec l'ouverture pour les yeux, avec les œillères, et l'ouverture pour la bouche, avec les couches de gaze ou de coton appliquées avec le mélange choisi ; ou bien avec les contours pour la bouche, s'adaptant au masque que le soldat se sera préventivement appliqué. Ces coiffes représentent la défense la plus parfaite. On trouvera de belles photographies dans la *Gazette des Hôpitaux*, 1915, n° 50, d'un modèle de telles coiffes, connu en France sous le nom de « masque Robert », et d'un autre modèle employé par les troupes anglaises en substitution des simples masques employés dans les premiers temps. Nous

voyons donc que pour beaucoup de gaz toxiques on a
trouvé le remède préventif et prompt ; nous dirons
encore mieux, que nous n'avons fait que l'appliquer,
car, par exemple, on connaissait déjà la valeur de l'hyposulfite sodique, indiqué aussi sous le nom signifi-
catif de *antichlore*.

Ces gaz, contre lesquels la prophylaxie chimique est
facile, sont aussi ceux qui le plus souvent sont mis en
œuvre, comme nous avons déjà dit.

Pour d'autres gaz, par exemple l'oxyde de carbone,
qui n'a pas le caractère acide, les moyens indiqués ne
vaudraient pas, et il faudrait recourir à d'autres substances capables de le fixer (par exemple l'ammoniure
de cuivre). Heureusement l'oxyde de carbone est plus
léger que l'air, et difficilement on pourrait l'employer.

Du reste, tandis que des études ultérieures pourront
trouver des moyens efficaces de prophylaxie chimique
contre n'importe quel gaz ou vapeur toxique, il faudrait dans ce cas insister sur les moyens de ventilation
indiqués ci-dessus.

VIII

Thérapeutique. — Si des soldats sont surpris par les gaz asphyxiants lorsqu'ils n'ont pas le masque, et dans l'impossibilité d'improviser une substitution simple, comme, par exemple, le mouchoir baigné dans l'écume de savon, ou si ce que l'on a mis dans les masques n'avait aucun pouvoir contre le gaz employé, des phénomènes morbides se produisaient, il faudra pourvoir tout de suite à la cure.

Celle-ci suivra dans ses lignes générales une méthode uniforme.

Il faudra tout de suite éloigner les individus asphyxiés de l'endroit envahi par les gaz et les conduire dans une zone où ceux-ci ne peuvent pas arriver ou seulement en petite quantité. On cherchera à exposer au grand air l'individu. S'il est tombé en défaillance, mais s'il respire, il faudra se servir de stimulus excitants : chatouillement des narines, coups légers, faire avaler quelques petites cuillérées de rhum, de cognac ou de vin généreux, aspersions d'eau froide ; si l'on peut on fera aussi des inhalations d'oxygène.

Si l'individu ne respire pas, il ne faudra pas l'abandonner comme mort, mais penser toujours qu'il peut se trouver (et c'est ce qui arrive généralement) dans un état de mort apparente, c'est-à-dire dans cette période d'asphyxie que nous avons appelée de pause. Et nous avons dédié quelques pages aux asphyxies en général, principalement dans le but que le lecteur se rappelle bien ce point fondamental : de ne pas confondre avec la mort réelle ce qui n'est rien autre qu'un état de mort apparente, qui correspond à la troisième phase de l'asphyxie.

Il faudra donc recourir tout de suite aux moyens de respiration artificielle.

Deux sont les buts que se propose la respiration artificielle : celui de pourvoir à la ventilation pulmonaire et par conséquent à l'hématose, c'est-à-dire à l'oxygénation du sang, et celui de servir par voie réflexe à rétablir le rythme respiratoire normal.

Cette respiration artificielle consiste essentiellement dans la provocation rythmique d'une dilatation et d'un rétrécissement alternés de la cage thoracique, reproduisant ainsi l'inspiration et l'expiration physiologiques, dont nous avons déjà parlé.

On peut obtenir cet effet avec différentes méthodes, parmi lesquelles nous nommerons celles de Sylvester, de Pacini et de Calliano.

Disons d'abord qu'avant de pratiquer la respiration pulmonaire artificielle, il faut toujours ôter tout obstacle à la libre expansion du soufflet respirateur (faux-cols, cravates, ceintures, vêtements en général).

Dans le cas où l'on doit pratiquer la respiration artificielle sur des noyés (nous avons dit que la submersion est une forme vraie et propre d'asphyxie, et nous avons dit qu'il est nécessaire de s'en rappeler car il est très facile aux soldats d'y encourir, par exemple dans le gué de quelque fleuve), il faudra d'abord s'assurer que dans la gorge et dans les premières voies respiratoires ne se trouvent pas des matériaux étrangers ou des mucosités (qui pourraient s'y trouver, même dans le cas des gaz asphyxiants, par l'irritation qu'ils produisent sur les glandes des voies aériennes) et qui doivent être ôtés. Il faut aussi remarquer, à ce propos, qu'il est arrivé quelquefois que des gaz asphyxiants ont provoqué un tel spasme du larynx ou un tel œdème de la muqueuse qu'il a fallu avoir recours au tubage ou à la trachéotomie.

Enfin il faut faire attention que la langue renversée en arrière n'obstrue le passage au larynx, et ceci on peut l'éviter en recourant aux pinces avec lesquelles on maintiendra la langue en avant, ou bien en soulevant et en portant en avant les coins de la mâchoire inférieure.

La méthode de Sylvester, selon Borri, doit être ainsi appliquée : le corps de l'individu doit être couché sur le dos, avec la partie haute du tronc un peu soulevée et avec les pieds fixés ; l'opérateur, se plaçant derrière la tête, saisit avec chaque main l'avant-bras, plié sur le bras, au coude ; et tirant vers lui les bras, il les fait distendre jusqu'aux deux côtés de la tête où il les tient deux secondes environ ; c'est le premier temps, celui de l'inspiration ; successivement il reconduit les deux bras aux côtés du tronc dans la première position, en pressant légèrement le thorax pour accroître la portée de l'acte expiratoire (second temps).

Toute cette manœuvre doit être répétée de 16 à 20 fois par minute.

Mais Pacini (1871) fit observer que la méthode
de Sylvester présentait un défaut d'origine dans le
fait qu'en recourant à la traction médiate, obtenue au
moyen des muscles pectoraux, la plus grande partie du
travail mécanique exécuté se perdait à cause du relâchement et de l'affaissement des muscles mêmes. Pour
cela, il pensa de se servir de la clavicule comme d'un
milieu intermédiaire inextensible pour augmenter les
diamètres du thorax, en proposant trois méthodes
d'application pratique de cette idée. Ayant couché le
corps possiblement sur un plan incliné avec les pieds
fixés ou tenus en contre-extension par un assistant,
l'opérateur se place derrière la tête du patient, em-
poigne les parties plus hautes des bras avec le pouce
en avant et les quatre autres doigts en arrière, et tire
vers lui les extrémités des épaules, en les soulevant un
peu, de manière que la traction se transmette au
moyen des clavicules au sternum et au moyen de ce
dernier aux côtes. De telle manière, toute la cage thoracique se soulevant, les trois diamètres du thorax s'ac-
croissent, bien que le diaphragme reste immobile.
Même dans ce cas, on complète ce premier temps en con-
servant pendant deux ou trois secondes cette position
prise par le thorax ; après quoi, cédant dans la traction,
on laisse la cage thoracique retourner par réaction
élastique à sa situation primitive, et ceci constitue le
second temps, l'expiration, qui peut être aidée en com-
primant les côtés du thorax avec la pointe des doigts
ouverts, ou les régions sous-claviculaires avec les
pouces. Cet acte complet doit être répété 15, 20 fois
par minute. Ce procès serait de facile application dans
les enfants et dans les individus de petite taille. Mais
lorsqu'il s'agit d'adultes ou, en général, d'individus

de taille considérable, il faut se faire substituer de temps en temps dans l'opération, ou bien l'exécuter à deux (en dehors de celui qui tient les pieds) dans le même temps, en saisissant chacun un bras, avec une main près de l'aisselle et l'autre près du coude, et reproduisant avec une action simultanée le premier temps selon le mouvement que nous avons décrit ci-dessus.

Mais la meilleure chose, dans ce cas, c'est de suivre la seconde méthode conseillée par Pacini, c'est-à-dire de faire les tractions axillaires au moyen d'une bande à double anse, passée derrière le cou de l'opérateur et par les deux aisselles comme devant et derrière les épaules du patient, pourvoyant avec une ligature, qui doit passer par les bras et derrière son dos, à tenir immobiles aux côtés du tronc les bras mêmes pendant les tractions qui se produisent rythmiquement au moyen du déplacement en avant et en arrière de l'opérateur. Ce dernier, ayant ainsi les deux mains libres, peut pourvoir à soutenir la tête, à nettoyer la bouche ou à tirer la langue au dehors selon que le cas le demande (tractions rythmées de Laborde).

La troisième méthode de Pacini consiste dans quelque chose de semblable à cette seconde. Supposons de ne pas trouver des plans inclinés adaptés et de ne pas avoir d'assistants. Alors, même en se servant de mouchoirs, on en fait des anses que l'on passe sous les aisselles ainsi que devant et derrière l'extrémité des épaules du patient, que l'on assied entre les jambes ouvertes et appuyé aux genoux de l'opérateur, qui est debout et saisit avec les mains les boucles axillaires, faisant les tractions habituelles auxquelles les poids du corps et des bras servent de contrepoids. Il sera mieux que la tête, qui arrivera au haut des cuisses de l'opérateur, se renverse par extension plutôt que de se plier par flexion.

La méthode de Calliano s'exécute ainsi : après avoir déboutonné comme d'habitude les habits du patient et nettoyé la bouche et les narines, on le couche sur le dos, avec le tronc un peu soulevé, mais avec la tête abaissée en arrière, de manière que la bouche reste ouverte. Si la langue est retractée, il faudra, comme on a dit, la tirer au dehors en saisissant sa pointe. Après cela, on se place à côté de l'asphyxié, vers ses pieds, et on lui comprime le thorax, le pressant des mains bien étendues, de manière à provoquer l'expiration, par laquelle il faut toujours commencer. Soulevant les paumes de nos mains, l'inspiration s'accomplit toute seule si l'on soulève les bras du patient et on les maintient dans cette position pendant tout le reste de la manœuvre, réunissant les mains de l'asphyxié derrière la nuque. Les pressions qui provoquent l'expiration doivent être répétées une vingtaine de fois par minute. Cette méthode de Calliano est très facile à exécuter et ne fatigue pas l'opérateur, car l'acte opératif se borne à accomplir la phase expiratoire moyennant une simple pression des mains.

La respiration artificielle doit être exécutée jusqu'à ce que l'on ait rétabli des mouvements respiratoires spontanés et continués. Souvent il arrive, en effet, que les mouvements respiratoires recommencent pour cesser à peine le patient est abandonné.

Et il ne faut pas se décourager si le patient ne recommence pas tout de suite à respirer ; les cas dans lesquels la respiration artificielle doit être continuée longtemps avant de produire son effet arrivent bien souvent. En général, même si l'on n'entendait plus le battement du cœur, il faudrait toujours tenter encore les mouvements de la respiration artificielle, et il ne sera pas rare de voir surgir à nouvelle vie une jeune existence qui pouvait sembler perdue.

Dernièrement, on a mis en commerce des appareils de respiration artificielle avec lesquels il est même possible de faire inhaler de l'oxygène, au lieu de l'air atmosphérique, et cela peut être conseillable quelquefois.

Sans compter qu'il est très difficile pratiquement que chaque section de troupe puisse avoir toujours un tel appareil, il y a encore une objection à faire : on ne les connaît pas encore à suffisance pour donner d'eux un jugement sûr, et nous croyons donc pouvoir affirmer que la respiration artificielle manuelle n'a rien perdu de son importance, tandis que pour les inhalations d'oxygène on peut user les sacs ordinaires.

Mais, puisque même les choses les plus simples ne peuvent être bien exécutées qu'après un peu d'exercice, nous voudrions que nos médecins militaires, et beaucoup d'eux le font déjà, apprissent à leurs soldats, dans les journées de repos, la technique de la respiration artificielle, de manière que chacun put l'appliquer au moment du besoin.

Ensemble avec la respiration artificielle et successivement à elle, lorsque le rythme respirateur est établi, mais avec tendance au collapsus, l'on devra faire usage des excitants et des stimulants de la fonction cardiaque (injections de caféine, d'huile camphrée, etc.). Dans quelques cas, on peut conseiller la saignée, associée à d'abondantes hypodermoclyses de solution physiologique.

En particulier, comme antidotes ou remèdes contre les différents gaz ou vapeurs toxiques, nous remarquons ce qui suit :

Pour le chlore, on conseille des inhalations d'ammoniaque dans une proportion telle à ne pas les rendre trop irritantes, et des inhalations d'hyposulfite de soude à 2 0/0 dans l'eau avec un peu de carbonate de soude. Même des inhalations de simples vapeurs d'eau peuvent réussir ; mais c'est mieux d'y ajouter du bicarbonate de soude. On donnera des alcalins même par la bouche, par exemple du bicarbonate de soude, qui, comme on sait, est toléré même en quantités très fortes, soit dans le but de fournir des alcalis au sang, soit pour combattre les faits irritatifs du canal digestif, qui peuvent arriver jusqu'à la formation d'érosions hémorragiques. L'hyposulfite de soude à 4-5 0/0 aussi peut se donner par bouche, sans d'autres inconvénients que des éructations avec odeur d'acide sulfhydrique. Pour calmer les douleurs le long des voies aériennes, on fait des inhalations de solutions de cocaïne à 0,2 0/0, ou bien des suffumigations avec des cigarettes de stramoine, de jusquiame, etc. Contre l'œdème pulmonaire, on use de la saignée, des cardiotoniques. Les hypodermoclyses de solution physiologique alcalinisée avec du bicarbonate de soude sont aussi très utiles.

Les mêmes moyens thérapeutiques servent aussi contre l'acide chlorhydrique et les corps analogues, contre le brome, le phosgène, les vapeurs de trichlorure de phosphore, les vapeurs nitreuses.

Et ils servent aussi dans l'inhalation d'acide fluorhydrique, contre lequel l'on conseille de donner à cuillerées une solution délayée de chlorure de calcium.

Contre les effets des vapeurs ammoniacales, on se sert d'inhalations d'une solution de bicarbonate de soude et de boissons acidulées par bouche ; hydrate de chloral ou bromure de potassium par clystère pour combattre les convulsions.

Pour l'acide sulfhydrique, il faut éloigner, comme d'habitude, l'individu du milieu, ou, si cela n'est pas possible, l'on doit verser sur le sol une solution d'acétate de plomb. On avait conseillé des inhalations de chlore ; mais aujourd'hui, on se borne à conseiller les inhalations d'oxygène et l'emploi d'excitants.

Pour l'anhydride sulfureux, des inhalations de soude à 1 0/0 et des hypodermoclyses de solution physiologique alcalinisée.

Pour l'hydrogène arsénical, des inhalations d'oxygène, d'abondantes hypodermoclyses ou phléboclyses alcalines, qui sont très utiles contre tout poison qui donne de la méthémoglobine. Pour l'hydrogène phosphoré on conseille aussi des inhalations de chlore.

Pour l'oxyde de carbone, inhalations d'oxygène, saignée, hypodermoclyses, transfusion de sang.

Contre l'acide cyanhydrique on pourrait faire des injections dans les veines d'eau oxygénée (neutralisée) à 1 0/0 ; l'injection doit être exécutée bien lentement pour éviter la production d'une embolie gazeuse.

On conseille aussi des injections hypodermiques d'hyposulfite de soude. Une injection d'atropine aussi peut réussir, aussi bien que le lavage de l'organisme avec saignée et phléboclyse.

Pour les phénomènes qui, comme nous avons dit, peuvent se produire dans un second temps, le traite-

ment changera cas pour cas et suivra les règles de la
thérapeutique particulière à chaque affection.

On ne peut pas, en effet, établir des règles communes
pour une broncho-pneumonie, pour une anémie grave,
pour une laryngite, pour une néphrite, pour une gastro-
entérite, pour des affections à charge des organes des
sens, pour des faits nerveux ou psychiques, phénomènes bien différents entre eux, bien qu'ils peuvent
être tous produits par des gaz asphyxiants.

Nous dirons seulement, à ce propos, que par l'étude
de ces phénomènes le médecin pourra, dans les cas in-
certains, remonter quelquefois à la diagnose du gaz
asphyxiant employé, aidant ainsi les recherches des
chimistes.

Pour cela servira quelquefois aussi l'examen du
sang, qui peut donner parfois des indices caractéristiques, comme dans le cas de l'oxyde de carbone et de
substances méthémoglobinisantes, car l'on a dans ces
circonstances un comportement spectroscopique spécial, comme nous avons déjà dit.

De notre tractation, bien qu'elle soit nécessairement
succincte, il nous semble toutefois que l'on puisse tirer
la conviction que ces fameux gaz asphyxiants ne constituent pas tout à fait une chose nouvelle et inattendue,
un monopole de la chimie allemande, contre laquelle
nous devrions rester stupéfiés et sans défense.

Il s'agit de faits bien clairs et connus, desquels nous
pourrions nous servir s'il nous plaisait de le faire, et
contre lesquels nous pouvons, en tout cas, opposer
les défenses que la Science nous suggère et qu'elle
perfectionne tous les jours, poussée par la néces-
sité.

Et puisque, comme dit Cicéron [1] : « celui qui cōnnaît la nature des choses a rompu le joug de la superstition et n'est plus troublé par cette ignorance de la réalité, de laquelle ont précisément origine des horribles épouvantes », nous nous confortons à la pensée de ne pas avoir fait un ouvrage inutile, si avec cet écrit nous avons contribué à divulguer les connaissances sur les gaz asphyxiants.

1. *De Finibus* I, 19 « ..... rerum natura cognita, levamur superstitione, non conturbamur ignoratione rerum, e qua ipsa horribiles exsistunt saepe formidines ».

IX

PRINCIPAUX OUVRAGES ET TRAVAUX
A CONSULTER

Achard, *Bull. de l'Ac. de Médecine*, 25 mai 1915.

Borri, *Lo Sperimentale*, Anno XLIX.

Brouardel, *Les asphyxies*, 1896.

— *Les empoisonnements criminels et accidentels*, 1905.

— *Les explosifs et les explosions*, 1897.

Cohn, *Archiv f. experim. Pathol. und Pharm.*, 1893, Bd. 31.

Devèze et Orsaud, *Presse médicale*, 1915, N. 22.

Erben, *Vergiftungen*, 1909.

Furst, *Ueber den Tod durch giftige Gase*, Berlin 1901.

Gurrieri, *Bollettino delle Scienze mediche*, Bologna, 1906.

Haas, *Ueber Vergiftung durch Arsenwasserstoff*. München, 1902.

Jokote, *Archiv f. Hygiene*, 1904, Bd. 49.

Kobert, *Lehrbuch der Intoxikationen*, 1906.

Kockel, *Vierteljahrsschrift fur gerichtliche Medizin*, 1898, Bd. XV. — *Ibidem*, 1903, Bd. 26.

Lacassagne et Martin, *Archives d'Anthropologie criminelle*, 1903.

Lehmann, *Archiv fur Hygiene*, 1887, Bd. 7.

— und Gast, *Archiv f. Hygiene*, 1902, Bd. 41.

Lœper-Peytel-Sabadini, *Presse médicale*, 1915, N. 30.

PICK, *Zeitschrift f. prakt. Augenheilkunde*, 1901, Bd. 25.
OGIER, *Traité de Chimie toxicologique*, 1899.
ROMANI, *Bollettino Società medico-chirurgica di Modena*, 1914.
ROOS, *Vierteljahrsschrift f. gcrichtliche Medizin*, 1914, Bd. 48.
SANTESSON, *Versuche uber die Wirkung von Phosphorwassers-
    toff*, 1904.
VIBERT, *Précis de Toxicologie clinique et médico-légale*, 1907.
WEBER, *Archiv f. exper. Pathologie*, 1901, Bd. 47.

TABLE DES MATIÈRES

TOURS. — IMPRIMERIE DESLIS FRÈRES ET Cᵢᵉ, RUE GAMBETTA, 6.

9 782019 242374